虹孕美人

翁虹 ✽ 著

上海锦绣文章出版社

图书在版编目（CIP）数据

虹孕美人 / 翁虹著 . —上海：上海锦绣文章出版社，
2008.1

ISBN 978-7-80685-944-5

Ⅰ. 虹… Ⅱ. 翁… Ⅲ. 孕妇—妇幼保键—通俗读物
Ⅳ. R715.3-49

中国版本图书馆 CIP 数据核字（2007）第 206677 号

策　　划　　刘伦浩　穆小勇

责任编辑　　毛小曼

特约编辑　　孟　祎

封面设计　　熊　琼

版式设计　　十　口

书　　名　　虹孕美人

著　　者　　翁　虹

出版发行　　上海锦绣文章出版社

地　　址　　上海市长乐路 672 弄 33 号　（邮编 200040）

经　　销　　全国新华书店

印　　刷　　北京画中画印刷有限公司

开　　本　　787×1092　1/16

印　　张　　13

版　　次　　2008 年 3 月第 1 版

印　　次　　2008 年 3 月第 1 版

书　　号　　ISBN 978-7-80685-944-5

定　　价　　42.00 元

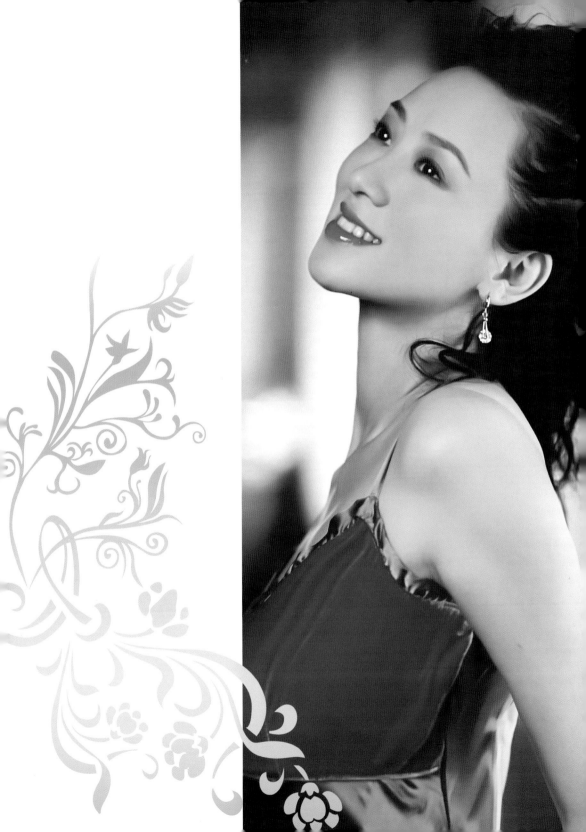

不一样的美丽 | 翁虹

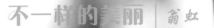

　　我一直很欣赏那些舞文弄墨的人，能够把自己所思所想书写下来，是非常珍贵的精神财富。但从来没有想过，自己也能亲自尝试，写了我的第一本书。小时候，我其实并不太喜欢写文章，特别是看到那些厚厚的书，确实佩服作者的毅力。但是，这本书写起来却让我出乎意料地顺畅、舒服。我终于体会到什么叫做"有感而发"。因为，这怀胎十月的过程，确实是我真切的经历与感受。我记录了这一路上的风景。时光一瞬间即逝，不曾停留的是我为这个孕育的过程留下了思考、沉淀的空间，对自己、对宝宝、对家庭，也希望对此时手捧新书的你，都是一份发自内心的感悟与总结。

　　完成这本书，与朋友们的关心是分不开的。自从我怀孕以来，很多朋友通过博客、电话、E-mail，关心问候我，同时也和我一起讨论一些有关孕期健康、美容的问题。我从小就是个"问题少女"，对各种新鲜事物都很爱发问。而朋友们有关孕期的这些问题，有的我也曾有过疑问，有些是我已经咨询了相关信息，经过整理总结之后，解决了的问题。所以，大家问得越多，我所积累的知识也就越丰富。因此，在这里特别要感谢每一位关心我的朋友，特别是博客上的朋友们，你们陪我度过了一段共同研究，共同学习的难忘的时光。

都说女人只有要做了母亲之后，人生才是完整的。当我在和大家分享初为人母的喜悦之时，也有一些朋友在博客上诉说她们的不幸经历。有一位年轻的母亲，她给我留言说，自己的女儿和我的女儿同年同月同日生，但是她的孩子来到世上九天后就夭折了。还有个女孩子说，本来她都怀孕五个月了，突然发现丈夫背叛了她，忍痛打掉了孩子。看了她们的留言，我的心好像被刀割了一般，一时间不知道该对她们说些什么。但是她们能够向我倾诉，我就能够感受到，她们还是坚强地勇敢面对这一切！每当这时，我都在心中为她们祈祷，希望她们不要轻言放弃！勇敢去追求属于自己的幸福。

　　这个世界从来都不是一帆风顺的。我们都需要勇气，去面对人生无数的第一次。第一次跌倒，第一次爬起；第一次演出，第一次恋爱，第一次感情的挫折，第一次失去亲人；第一次遇见他，嫁给他，第一次怀孕，第一次生产，第一次换尿布，第一次给孩子喂奶……其实，创造一个新生命的确是需要勇气的。因为，你首先要自我肯定，勇敢地去迎接一个新生命的来临，有勇气承担孩子出生后的一切责任，让孩子健康成长，因为是你把他（她）带到这个世界上来的！我从一开始摸着肚子和她说话，到现在握着她的小手为她唱歌，这中间情感的变化，是其他任何情感都无法取代的。我是她妈妈，她也要有勇气即将面对这个大千世界。

　　生命繁衍的过程是自然规律，但同时也是人类伟大的使命。上天赋予女人的特权，也是一种与众不同的幸福和美丽。

　　我认为女人有各种各样不同的美丽。少女时代的清纯，成熟之后的淡定，居家太太的温婉，工作中的睿智，还有刚刚体会到的母爱之美。女人的一生充满了神奇。我觉得我怀孕的过程是幸福的，也希望我的这种幸福能够感染到更多的朋友，与大家分享。此时，我的先生正在小水晶的床边静静坐着，小水晶也瞪着大眼睛望着他。父女俩正在做眼神沟通呢！这本书我要感谢我先生的大力支持，有了他的专业知识，以及他在我孕期中给予的一切关怀，才能够有今天健康的小水晶和恢复良好的我，也才能够有今天你捧在手上的这本书。

　　不管你是否准备好孕育生命，不管你将来是做爸爸还是做妈妈，只要你热爱生命，热爱生活，家庭，我相信，你都能够和我一起，去体会这本书中一点一滴的生命感悟。因为，这对于每一个女人来说都是一段奇妙的经历，那是一种不一样的美丽。对于每一个男人来说，也都是一段幸福而难忘的时光。

Proud to be a Dad | 刘伦浩

　　第一次遇到我太太，就留意到她的热情真诚，以及待人接物的细致周到。这些细节，让我对她有了第一印象：她很习惯照顾别人。后来，我慢慢发现，照顾人是她的一大爱好。让她为你准备早餐，整理衣橱，她会非常开心，做得无微不至。我很感谢上天让我遇到她。她是一位绝对的好太太，温柔体贴，把家交给她放心又省心。她是个外柔内刚的女人，经历过挫折，有丰富的阅历。女人再坚强，也是水做的，总有软弱的时候，但是我没有想到，在她怀孕之后，她也一如既往地坚强着，特别是没有因为怀孕而娇气过。这一路走来，她自己有很好的心态，而且也很配合我的健康计划，因为她知道，要有好身体才能迎接顺利生产。

　　孕妇在整个怀孕期间，无论从生理还是心理，都或多或少与以往有不少改变。因此，她比平时更需要关爱。而她身边最重要的人，就是自己的丈夫。丈夫的一个眼神，一句鼓励和关心，都有可能影响孕妇的心情。所以，在家庭情况允许的条件下，希望丈夫尽量全力陪伴在太太身边，照顾她、支持她，和她一起参与孕期课程，陪同她做些放松、舒心的事情。人的一生除去睡觉的时间，生病的时间，其实并不长。而夫妻两人在一起的时间，就显得更加珍贵。怀胎十月，是夫妻两人共同孕育后代的过程，这段时间对于我们来说，可能是一次，或两次，

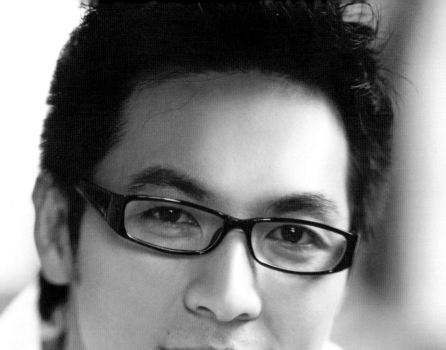

而对于中国大多数家庭来说，或者只有一次。当孩子长大之后，夫妻俩牵手在草地上散步，回味起那段共同经历的孕育过程，相信一定是非常美好的回忆。

这个阶段也是我在专业上增加知识、继续学习的阶段。

我虽然是从事健身咨询管理方面的工作，但是，对于专业的孕期保健和美容，还有很多东西需要学习完善。妻子怀孕，我有无限的动力去和她一起研究、探讨这些实际问题。因此，这个过程的整理和总结，造就了这本书的诞生。这是一段在实践中钻研学习的过程。我在美国长大，很多专业名词需要从英文转到中文，这个工程也花了不少心思。同时，我一直提倡尊重专业。在太太怀孕的这些日子，我们吃什么、做什么、穿什么，坐飞机、坐车等都仔细咨询过专家。面对一些常见的问题，有老人家的传统说法和西医的新思想，如何中和这些意见，如何处理这些问题，找资料、查书、对比、总结，对我们来说都是一种学习和钻研。准备这本书，也是对我专业上的一个促进完善。有时候确实忙得忘记了时间，但太太总会及时提醒我喝水、吃饭。或者，她会走过来，让我靠在她肚子上听听胎动的声音。

所以，我非常呼吁准爸爸们参与到妻子的生产准备中来，你会发现更多夫妻相处的乐趣，也会享受到生活中并不多见的幸福。我已经体会了这个充实而美好的过程，也希望把这份快乐与你分享。等你合上这本书的时候，如果你能跟我说："嘿！下次我也会把当爸爸的幸福告诉你。"我觉得已经是最大的满足。

Proud to be a Dad，你们准备好了吗？

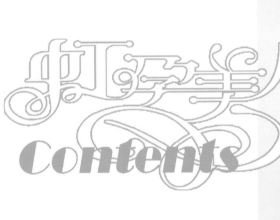

Contents

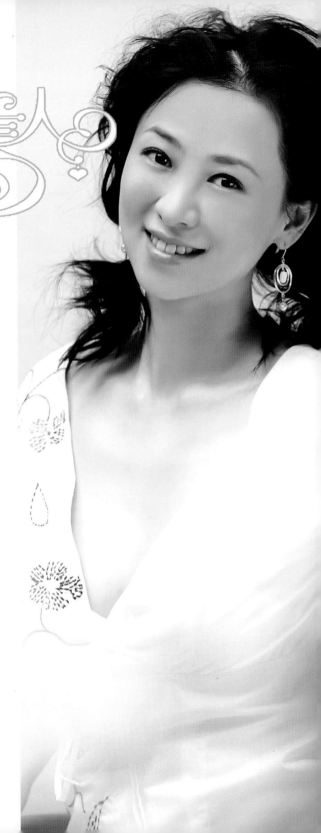

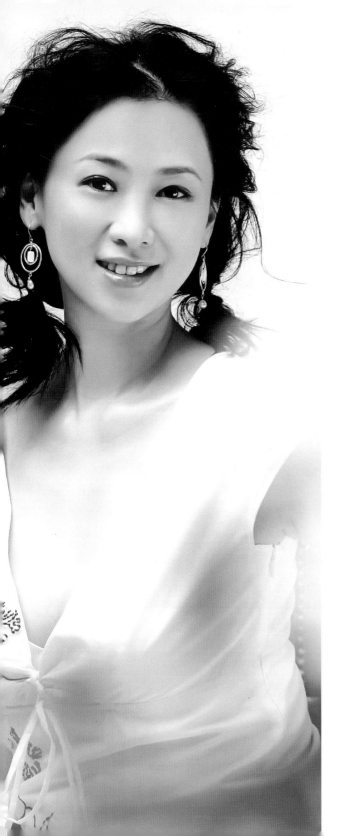

Preface

美丽孕妈咪

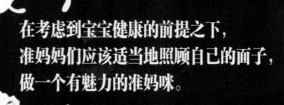

在考虑到宝宝健康的前提之下，
准妈妈们应该适当地照顾自己的面子，
做一个有魅力的准妈咪。

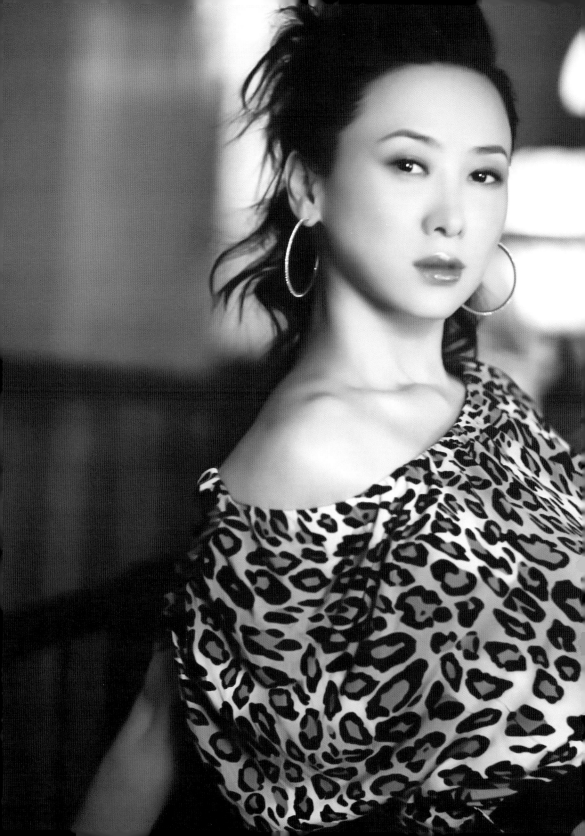

很多女性在怀孕期间都会不同程度地出现肌肤问题，但又怕用错了产品伤及肚子里的宝宝，眼见肌肤变得越来越糟糕，不知道该如何处理。怀孕了可不可以使用护肤产品？怎样护肤对宝宝才是健康安全的呢？我觉得，在考虑到宝宝健康的前提之下，准妈妈们应该适当地照顾自己的面子，做一个有魅力的准妈咪。在这里，我想和大家分享一些自己孕期的护肤和美容经验，希望能对正在彷徨的准妈妈们有所帮助。其中有一些看法和产品的使用体会完全是我个人的经验。然而，每个人的体质和肌肤特点是不同的，在我使用起来非常安全的产品和方法未必适合所有的准妈妈，因此，大家参考的时候希望还是咨询专业人士的意见。当然，也有一些观点和看法，是我向肌肤医生和产科专家问询之后得到的专业意见，准妈妈们不妨根据自己的肌肤状况找找看有没有适合自己的美丽方法。

在孕期因为身体激素的变化皮肤容易发生很多问题，所以孕妇更要注意保养。护理上记得要遵循夏季清爽、冬季滋润的基本原则就可以了。不过，基于孕妇特殊的生理状况，在美容护肤时有很多地方需要特别留意，要掌握必要的孕妇美容常识，使女性能保持在怀孕前所具有的美丽。还有要提醒大家的，就是在孕期美容产品的选择上，准妈妈尤其要慎重，除了成分的精心挑选以外，最好选择一些有保障的美容品牌的产品，以免造成不必要的肌肤伤害。

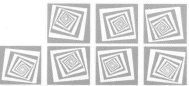

其实，这些肌肤护理的秘诀和提示并非只是准妈妈专用的，每一位女性在日常肌肤护理中都可以参考。至于已经有孕育宝宝计划的女性更是要提前做好这样的美容功课，才会在整个孕期都从容不迫做个美丽妈妈。

1 孕妈咪爱"面子"

怀孕之前，我的肌肤情况一直很好，可能是因为身处演艺圈，所以会特别注意保养的关系吧。我的肤质基本处于最好打理的中性状态下。只是嘴角比较敏感，冬季偶有脱皮的现象。刚刚怀孕的时候，我发现脸部会有些过敏的现象，咨询了专业人士后，采用了比较适合自己的方法护理肌肤，在孕后期，肌肤问题就基本上没有困扰到我了。

然而，对于大多数准妈妈来说怀孕期间可能没有这么幸运。荷尔蒙的急速变化会导致肌肤出现很多问题。比较常见的问题有色斑、肌肤干燥、过敏以及油脂分泌旺盛等。这时候，有基础的护肤就变得很重要了。

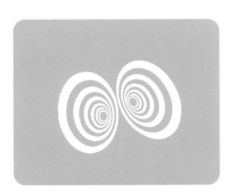

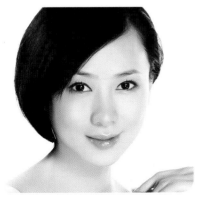

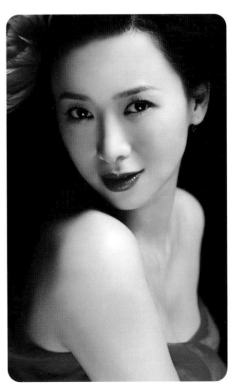

清洁　准妈妈在这个期间肌肤会变得非常敏感，因此要选择温和不含皂基的洁面品，如药房品牌的洁面品和洁肤水通常是安全的。

保湿　这个时期有些人的肌肤变得出油旺盛，而也有些人的角质层会变厚，感觉非常干燥，有些人会在怀孕5个月之后，肌肤变得明显的粗糙干燥，因此无论是油是干都要加强补水保湿的护理。可以在涂抹保湿乳液之前大量拍上保湿爽肤水，如若担心护肤品的成分不好，不妨把纯净水和甘油按1：5进行混合，再加上一点点的白醋就OK了。尤其是在怀孕5个月后，皮肤会有些干燥、粗糙，准妈咪可以选择乳液或面霜来进行皮肤保养。

抗衰　准妈妈在内分泌和代谢上有了显著的变化，所以会导致生理改变。大约有三分之一的准妈妈会在孕期产生斑点和色素沉淀。而这些现象部分会在产后因雌激素水平恢复正常而逐渐减轻或消退。要让自己在产后恢复得不错，就要保证良好的睡眠，多吃含优质蛋白质、维生素B、维生素C的食品是必不可少的。

防晒　过量的紫外线会导致色斑加重，因此认真做好防晒可以在一定程度上防止色斑的颜色变深。外出时，涂防晒霜或使用有防晒效果的保养品来阻挡紫外线。所以防晒产品的防晒值要适度。为了减少黑色素细胞的活动量，摄取足够的维生素C也很重要。

抑痘　有些准妈妈会在孕期皮肤出油旺盛甚至形成痘痘，因此要认真做好每天的清洁，可以使用控油产品，防止油脂堆积堵塞了毛孔而形成痘痘。通常凝露状、乳液状、美容液状的产品比较清爽透气，不会给肌肤增加负担。

② 护肌肤，有原则

在怀孕的前3个月，宝宝是最不稳定的，所以在这期间要格外注意。这段时间，准妈妈的身体会自然提高自身的防御能力，这就导致肌肤变得比较敏感，对添加了香料、酒精或添加剂的产品表现出过敏现象。

怀孕的9个月内不护肤的说法，并不是很正确，那样对肌肤的损伤非常大，一旦造成了肌肤严重缺水干燥或是斑块形成，很难恢复。所以说准妈妈还是应选择适合准妈妈的产品来进行护理，而产品应该是不含香料、酒精或是无添加剂或少添加剂的安全产品。而在这方面，药房品牌会更好一些、安全一些，它们的产品是针对敏感人群设计的，因此所添加的成分通常会比较安全，而且滋润度较高。

③ 化学美妆要远离

激素类 激素类产品肯定不能用，对肌肤不好，对宝宝也不好。所以最好选择性质温和的纯植物的产品。中医上讲凉性植物不适合孕妇，所以在选择时也要注意。另外，含有维生素E的产品对孕妇比较好。

铅汞类 含有铅汞成分的产品不能用。

精油类 精油产品要慎用，尤其是怀孕的前3个月更是要慎重，因为精油的浓度极高，渗透极快，而且有些精油中的成分还会导致准妈妈流产。

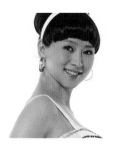
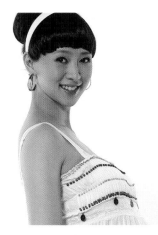

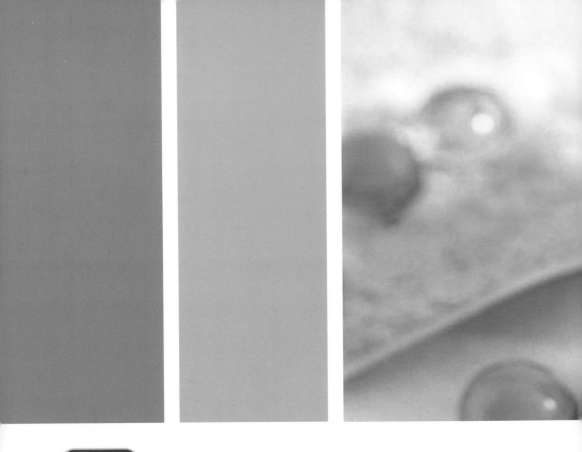

洗涤剂 含有酒精硫酸的物质，通过皮肤吸入人体，达到一定的浓度时就导致受精卵的死亡，使妊娠中止。孕期禁用含有维生素K、维生素A酸及其他维生素A衍生物的化妆品。

指甲油 指甲油最好不用，其中含有的化学成分比较多。

染发剂 染发剂属一种特殊染料，不但含有一般染料中所具有的化学物质，还含有更复杂的化学成分，这些物质可引起细胞染色体的畸变，从而诱发皮肤癌、乳腺癌和胎儿畸形。染发剂的某些成分还可使皮肤产生过敏反应。

冷烫精 妇女怀孕后，不但头发非常脆弱，而且极易脱落。若是再用化学冷烫精烫发，更会加重头发脱落。此外，化学冷烫精还会影响孕妇体内胎儿的正常生长发育，少数妇女还会对其产生孕期过后的连锁反应。

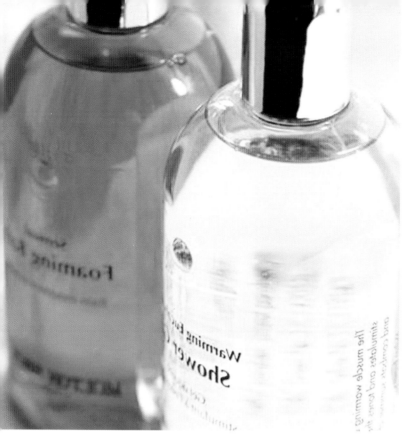
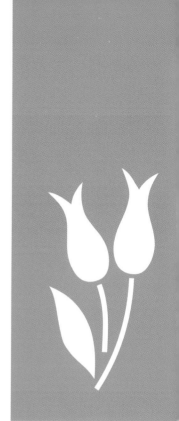

桑拿、电流 这是万万碰不得的。因为电流会流遍全身，可能对胎儿造成伤害；而超过53℃的高温实际上就会增加准妈妈怀孕小产的机会。

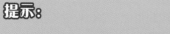

提示：

孕期内分泌改变特别明显，肌肤对外界的敏感程度也相应提高许多，因此怀孕期间认真做好基础护理就可以了。涂抹过多的护肤品容易引起肌肤过敏，对宝宝也存在不安全因素，所以说除非必需，否则尽量不要使用功效型太强的美容产品。

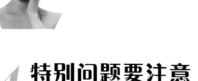

4 特别问题要注意

虽然这些症状在产后会不同程度地减轻，但在孕期，还是要不间断采取一些必要的保护措施，毕竟女人都不愿看到自己的容颜失彩，即便是准妈妈。

油脂过剩 准妈妈新陈代谢缓慢，皮下脂肪大幅增厚，汗腺、皮脂腺分泌增加，全身血液循环量增加，面部油脂分泌旺盛的情况会加重，肌肤变得格外油腻，"T"形区域更甚。

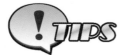

- 主要是保持肌肤清洁，不能用太强的洗剂，最好使用平时用惯的洗剂。
- 饮食上要多摄取含优质的动物蛋白和维生素A、B、B$_2$、C等食物；色浓的菜、水果可使肌肤颜色更加漂亮。
- 均衡摄入营养，平衡的食物能使准妈妈的头发和肌肤以及体内各器官得到很好的保护。

干燥脱皮 有些准妈妈，由于孕激素的关系，肌肤失去了以前的柔软感，而略显粗糙，甚至会很干燥，有些区域会出现脱皮现象，脸部的色素沉淀也增加。

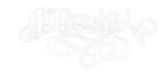

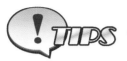

- 干性肌肤的准妈妈不要频繁地洗脸，因为皂碱会将肌肤上的天然油脂洗净，最好改用婴儿皂、甘油皂洗脸。
- 需使用能给肌肤增加水分的护肤品，涂抹在干燥区内并轻轻地加以按摩，而强生婴儿润肤膏或润肤露品质纯正温和，其特殊滋润配方，能有效防止肌肤干燥，并能保持酸碱度平衡，更适合此时使用。
- 沐浴时不应浸泡太久，否则容易造成肌肤脱水，可以在水中加些浴油，尽可能少用普通肥皂，可使用不含皂质、pH值属中性的沐浴露或婴儿香皂。沐浴后，应在全身涂抹润肤油。

色斑沉积 由于准妈妈的黑色素代谢缓慢，面部大多会长黑斑，且孕后不易恢复。怀孕中后期，准妈妈肌肤变得敏感，对紫外线抵抗力减弱，肌肤容易被晒黑，面孔出现黄褐斑，额头和双颊出现蜘蛛斑。

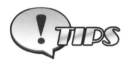

- 处理黄褐斑和蜘蛛斑的最好方法就是用妊娠纹霜加以掩饰，切勿试着去漂白，那会破坏肌肤的分子结构，形成永久性伤害。
- 大多数准妈妈的斑痕会在产后三个月内自然减淡或消失，如果褪不掉，要请教医学专家，慢慢调理。
- 由于怀孕是一个较易发生肌肤炎症的时期，所以，即使是以前靠得住的产品，此时也要慎重使用。
- 尽量避免刺激，不要化太浓的妆，散步时一定要涂上防晒油或带上遮阳伞、帽子。

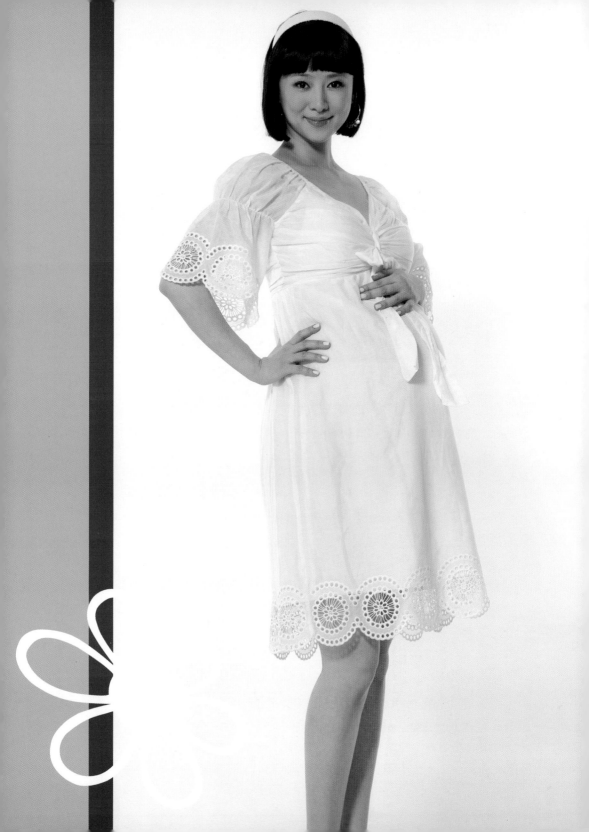

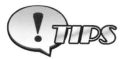

色素沉淀 除了面部，孕期时的身体肌肤也会受到很大影响，尤其是那些本来就有色素沉淀的区域。如乳晕、痣及雀斑，外阴部、大腿内侧及腋窝的颜色亦会加深，肚子正中央还会出现一条黑线。这些问题很大程度上困扰着准妈妈，因为她们担心因为年龄偏大，产后无法治愈。

!TIPS

- 那条黑线是腹肌为了容纳扩大的子宫而放松的结果，会在生产后自然消退，不必过分担心。黑线及乳晕在产后可能色泽还是很深，但经过一段时间之后会逐渐淡化至消失，不会因年龄问题而不同。
- 阳光会使原本已有色素之部位颜色加深，直接曝晒紫外线易患肌肤癌，最好避免日光，在炽热的阳光下将原本即有色素的肌肤尽量保护好。

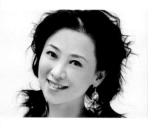

BOX：
孕期出现肌肤过敏怎么办？

孕期的准妈妈如果出现了一些突发性或是莫名的过敏现象，可以在过敏的部位喷上药房品牌的喷雾，针对过敏有非常好的舒缓作用。可以直接将喷雾喷在脸上，也可以将喷雾喷在化妆棉上再敷到脸上15分钟，每天多喷几次缓解过敏现象。除此之外，要多喝水，多吃新鲜蔬菜和水果，保证从身体内部到肌肤表面的滋润保湿。

Chapter 1

美丽肌肤养出来

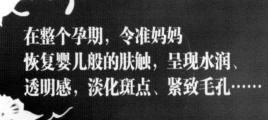

在整个孕期，令准妈妈
恢复婴儿般的肤触，呈现水润、
透明感，淡化斑点、紧致毛孔……

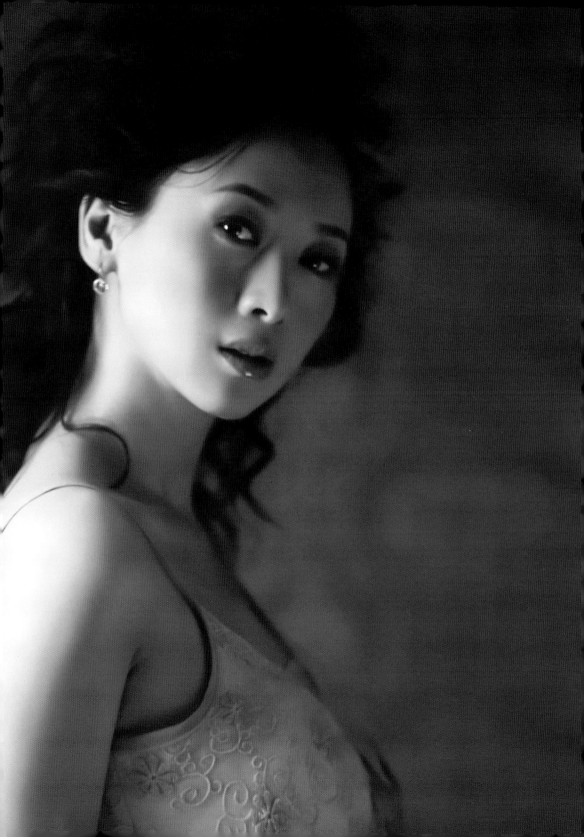

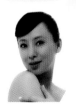

洁面要谨慎，干净又彻底

　　孕期的女性，脸上和身上的肌肤常会变得油油腻腻的，白天的时候在太阳下站一会儿进到空调房里就恨不得洗一次脸。在这样的情况下，洁面产品在一桌子的瓶瓶罐罐中一下子被加大了关注度。谁都知道，清洁是护肤过程中重要的第一步，重要程度自然不用言表，选用合适自己肌肤的清洁用品，是对肌肤的最大呵护。当商场里的化妆品专柜产品越来越丰富的时候，我们开始思考，肌肤到底需要什么。有时候，就像你面对满衣橱的时髦装备，却拿不定今天该穿哪一件。真的有那么复杂吗？现在，就让我们Back to Basic。毕竟，一切完美的事物都是建立在良好的基础之上的。

　　说到洁面产品的主要成分和功效趋势，随着生活品质的提高，天然成分的洗面奶是洁面产品的一大发展趋势。不少新产品都添加不同功效的天然植物成分，像添加橄榄精华油成分，可抗衰老，防止肌肤粗糙……另外，针对某一特殊需要的洁面产品也受到准妈妈们的青睐，如针对肌肤粗糙、痘痘、肤色黯黄问题的洁面产品等。随着研究的深入，针对各种肌肤问题的洁面产品越来越细化。

　　其实，洁面对我来说是一项比较轻松的护肤步骤。由于我的肤质属于中性偏敏感，因此一般的洁面产品使用起来或多或少会有些刺激的感觉。而清洁类的化妆水基本上就能够满足我的日常洁肤需要。在参加活动一定要化妆的情况下，我会选择用品牌比较温和的卸妆产品，彻底洁净肌肤上的残余彩妆，以免为肌肤带来伤害。

洁面观念全纠错

曾经看过一项"女性喜欢的洁面品类型调查"显示：32％的女性喜欢用磨砂类洁面产品，觉得不磨洗不干净；另有26％的女性偏爱香皂类的洁面产品，理由是使用起来非常方便；有不到17％的女性，喜欢乳霜类产品，温和不刺激，但觉得有些油腻；65％的女性对泡沫型洁面产品情有独钟，因为洗后感觉清爽。

其实，大多数人都没有选对适合自己的洁面产品，而且洗脸方法也存在着不同程度的误区。能够好好地洗个脸是一门大学问。当你觉得洗完脸后有点紧绷或是干涩时，可能是由于你用的洁面产品过程中有不对的地方了。鼻翼两侧、鼻尖和眉心以及脸的周围，不要忘记仔细清洗哦！

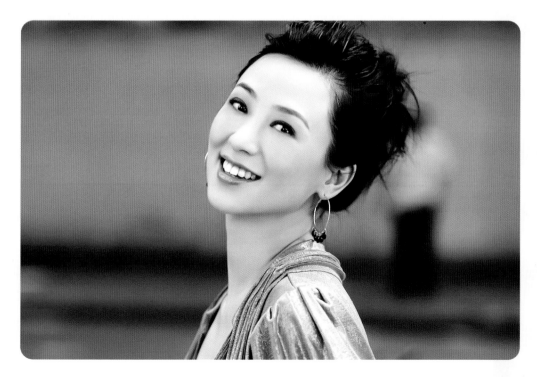

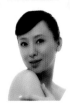

温度越高的水越能溶解肌肤表面的油脂

　　水温过高或者过低的话，都会给肌肤造成很大的困扰。首先用温水湿润肌肤，轻松洗去面部浮尘，使毛孔张开，这样非常利于肌肤的深层清洁。然后用低于皮肤温度的温水清洗面部，这样可以增强血液循环，提高肌肤弹性。这里要注意的是，准妈妈尽量避免用冷水接触肌肤。

多洗几次脸就能时刻保持清洁的状态

　　很多人认为增加洗脸的次数，脸越洗越干净。其实洗脸次数的增加，会破坏肌肤表面正常的皮脂腺分泌，即使是油性肌肤，一天洗脸的次数也不要超过3次。过度清洁容易破坏肌肤表层形成的天然保护膜，肌肤会分泌更多的油脂来自我保护，脸就会变得更油。

磨砂颗粒的洁面产品洗脸最彻底

　　很多女生在每天洁面的时候都会选择有磨砂颗粒的洁面产品，在强烈的摩擦过程中感受彻底清洁的快感。殊不知磨砂膏会通过机械的作用过度刺激表皮，使肌肤表面的角化层细胞遭到破坏。而遭到破坏的角化层细胞会促使基底层的细胞分裂增生，反而使面部的肌肤变得更厚。尤其是准妈妈在怀孕期间皮肤较敏感，磨砂颗粒的洁面产品应减少使用次数。

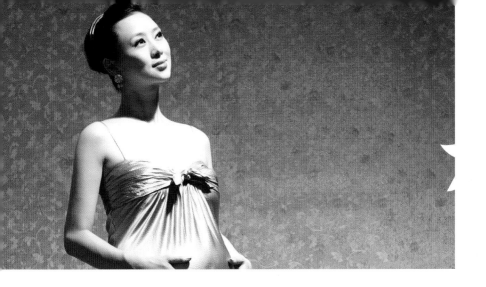

　　卸妆油的主要成分是油和乳化剂。使用了粉底之类的东西后，用卸妆油卸妆变得轻松而彻底。卸妆油虽有深层清洁肌肤的作用，但仍有人会因此出现痘痘、发炎等不适应表现，这主要和卸妆油的油性成分较复杂有关。每次洁面必用卸妆油，看似一个清洁彻底的好习惯，其实不然。为了减少对肌肤的不必要刺激，卸妆油还是在妆较浓的时候使用为妙。如果是每天都必须用，那么就一定要选择适合自己肤质的卸妆油，之后再用洁面产品清洁一次。

　　眼部肌肤非常脆弱，只有选用温和的卸妆产品，才能减轻对眼周柔嫩肌肤的刺激。卸妆油是卸妆的绝好帮手，很多人为了节省时间就直接用卸妆油来卸眼部的彩妆。睫毛膏和眼线液等焦油型污垢要是不能彻底卸除干净，就会和油分一起渗入肌肤，造成眼部周围肌肤晦暗。因此，一定需要眼部专用卸妆产品，彻底清除化妆痕迹。对于准妈妈来说，可将卸妆油倒入化妆棉，用手将化妆棉轻轻按在眼部，既可保护孕期眼部脆弱的皮肤，又可将眼部彩妆充分溶解。

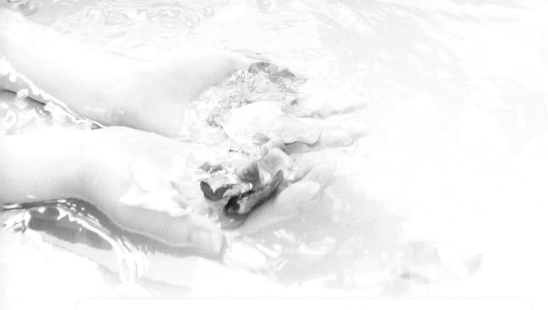

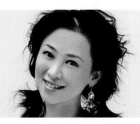

BOX：

准妈妈洁面要点指示

洁面只要掌握3点常识，就会使准妈妈美得恰到好处。

○ **水的温度：** 最适宜的温度是34摄氏度左右。如果低于20摄氏度对于肌肤的滋养不利，可以引起面部血管收缩，使肌肤苍白，枯萎多皱。如果高于38摄氏度可以引起血管和毛孔张开，使肌肤松弛无力，容易出现皱纹，使血管的弹性减弱，导致肌肤淤血，脱脂而干燥。

○ **水的硬度：** 洗脸要用软水，而不能用硬水。软水是指河水、溪水、雨水、雪水、自来水。硬水是指井水、池塘水。因为地下的硬水富含钙、镁、铁，直接用硬水洗脸，可以使肌肤脱脂，变粗糙，毛孔外露，皱纹增多而加速肌肤衰老。硬水要通过煮沸使之软化后再用。

○ **最佳水理论：** 将开水凉至34摄氏度左右洗脸。此时水的性质与生物细胞内的水十分接近，不仅容易透过细胞膜，溶解皮脂，开放汗腺管口使废物排出，而且有利于肌肤摄入水分，使面部柔软细腻富有弹性。

爽肤要滋润，脸蛋滑嫩嫩

在整个孕期，令准妈妈恢复婴儿般的肤触，呈现水润、透明感，淡化斑点、紧致毛孔……别怀疑，宣称能办到这些的不是魔法，而是一瓶化妆水。一提到化妆水，不常化妆的人总觉得这三个字和自己无关。实际上，每个女人，想要有张干净、清爽的脸，就不能没有化妆水。化妆水已经成为保养的必需步骤，你真的需要用化妆水吗？适合自己肌肤的化妆水在哪里？

很多人觉得，期望增加肌肤护理的其他功效，化妆水是达不到的。肌肤科医生曾经指出，假如用化妆水的目的是收缩洁面时扩张的毛孔，那么化妆水这步骤其实可以免除，以冷水代替，毛孔也可缩小。但是，如今市场的化妆水产品，功能多多：保湿、美白、紧肤、控油甚至防皱，已不限于收缩毛孔。水状的质地，能让肌肤迅速吸收，表皮得到即时保湿，是不是一定要涂，便要看自己的需要。LOCCITANE和IPSA旗下的化妆水产品温和而且能快速彻底清洁孕期肌肤，我一直都会在基础护肤过程中使用。

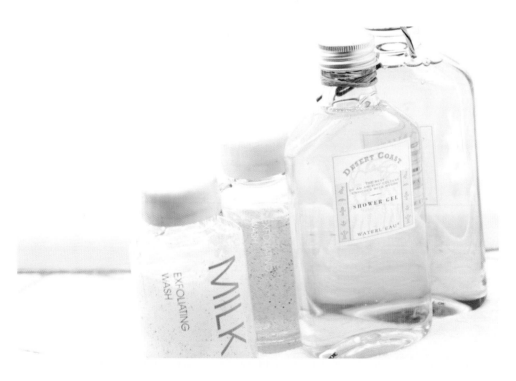

化妆水的种类都有哪些？

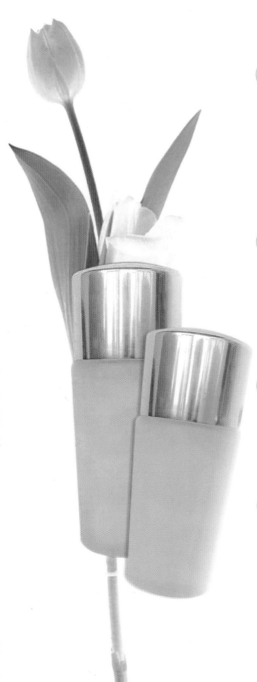

柔肤化妆水

除了基本的水分补充与保湿功能外，还能透过不同的保湿剂组合、水溶性高分子的有无，以及酒精含量的多寡等，来突显肌肤的触感。

收敛化妆水

能抑制皮脂与汗液过度的分泌，使用后相当清爽，是油性肌肤或炎炎夏日很好的护肤选择。

清洁化妆水

主要用来卸除淡妆或作为化妆前的脸部清洁。

多层式化妆水

是由两层以上的液层所组成的化妆水，分为油层和水层组成的液型及水层和粉体组成的固型两种，具有上述化妆水的优点，使用前需要先摇晃，使之充分混合后才能使用。

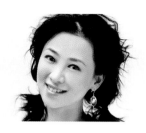

BOX:

大虹巧用化妆水

○ 　　　　眼部和唇部四周的肌肤较其他部位薄，如涂抹浓度太高的护肤品，容易出油脂粒。此时，化妆水便可以大派用场，为肌肤提供保湿功效。质地较轻，易于渗透，不怕阻塞毛孔。

○ 　　　　将化妆水倒于面膜纸上，敷10至15分钟，化妆水即时变为保湿面膜。而且由于质地轻柔，更容易让肌肤吸收，比保湿面膜效果更快捷，而且可省却以清水洗掉的程序。

○ 　　　　每天早晨彻底洁面后，将蘸满控油化妆水的化妆棉敷在鼻翼两侧及T区约10分钟，便可以吸收过剩的油脂分泌、收缩毛孔、上粉也更服帖。

○ 　　　　将化妆水倒于两片化妆棉或于眼膜上，敷上双眼约10分钟，便可即时舒缓眼部疲劳，迅速补充眼部水分。用有保湿功能的化妆水为佳，含酒精的，则不宜用于眼部。

○ 　　　　因睡眠不足、压力和不洁物令角质变厚、肌肤欠光泽和弹性。勤做磨砂外，以化妆棉蘸上化妆水，在角质层较厚的鼻翼、下巴、额头位置多抹几下，角质便更容易被带走。

○ 　　　　常带一支化妆水出门进入冷气环境时喷一喷，便可立刻为肌肤提供水分，也可以温和控油：一般控油化妆水都含有吸收分子，可以吸去面上多余的油脂分泌，目的是要杀死引致暗疮的细菌，较适合混合性及油性肌肤使用。补妆前后使用，令妆容更服帖，减少下午浮妆现象，保湿效果比喷装矿泉水更明显。

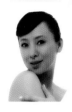

面霜+精华，皮肤好营养

　　作为基础保养的最后一步，润肤，在肌肤护理之中的地位可以说是举重若轻的。激素水平改变、外在环境、压力、老化等影响会令准妈妈的肌肤受到伤害，失去其油、水平衡状态，而呈现干燥、粗糙、暗淡等现象，此时，最好的护肤方法就是在每日提供适量水分和油脂给肌肤，以保持肌肤的健康状态。任何类型的肌肤，即使是油性肌肤，也都需要乳霜的保护。保湿乳霜为肌肤树立了一道物理屏障，阻隔来自自然环境的侵袭，使肌肤免受细菌的攻击，避免外来污染阻塞毛孔。

　　而当日常的各种肌肤护理产品开始不能满足女生的完美保养需求，精华素终于郑重登场，并迅速在众多美容品中占据了不容小觑的主导位置。对于这些有着丰富的营养成分，并且标志着神奇的护肤效果的魔法产品，我们充满期待。当肌肤开始变得粗糙、干燥、疲倦，或者原本的均衡状况因为外界因素遭到破坏，精华素无疑是解决上面这些糟糕状况的明智选择。尽管价格不菲，但是，没有一个女性能拒绝来自精华产品的神奇诱惑，准妈妈自然也不例外。由于我的肤质有一点敏感，不能过多使用太多护肤产品，有些干燥的情况下，我会使用一些保湿的乳液和精华素来完成面部的营养护理。IPSA的精华产品可以根据肌肤的不同需要进行对应的选择，在任何阶段都是很好的肌肤保养产品。而LOCCITANE的面霜对于脸部的肌肤滋润和光洁也有很不错护肤效果，值得大虹与大家分享。

基础润肤护理要则

　　润肤品的种类依其行态不同可分为润肤乳、润肤凝胶和润肤霜。我们可依照肌肤类型和所需要的功能来挑选适合自己的润肤产品。将润肤品抹于脸部及颈部，以向上向外打圈的手法轻轻抹匀，为肌肤补充必要的水分与养分，可以令肌肤柔润而有弹性。

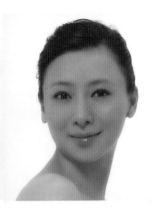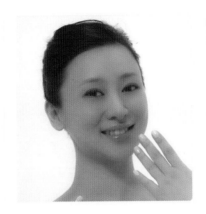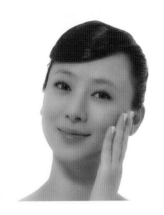

　　每日按照基础保养护理，但也要随时去注意肌肤状况的变化，调整并选择配合季节和环境变化的化妆品。

　　孕期的准妈妈常常会遇到由于过多的油脂分泌而容易引起的一些肌肤问题，因此保养首重清洁，挑选含油分少的润肤品，并且着重去角质护理，避免老旧的角质细胞堵塞毛孔，引起问题。

　　在洗脸后用滋润化妆水以补充水分，并且使用油分多及保湿性高的润肤品来补充不足的油脂和水分。

　　依照不同部位的不同需求来加以护理，可以选择滋润性化妆水补充干燥部位的水分，然后使用润肤品来润肤，至于使用的分量可依照干燥程度不同而调整，也就是较油的部位在使用量尚可减少，或用含油少的润肤品，而干燥的两颊则分量可较多，或用滋润程度高的保养品。

你需要面霜的滋润吗？

准妈妈在孕期往往会真切地感觉到了自己肌肤的变化：肌肤变得暗淡、干燥，光泽减退，甚至出现小细纹……是的，此时你的肌肤正处于向成熟期的转变过程中，此时，一款适宜的面霜能让你的肌肤状况得到改观。

年龄 不同的肤质都有不同的保湿产品与之相适应。当准妈妈的肌肤处于某个年龄段时，它所需要的营养成分，普通的水质乳液已经无法满足其需求，只有面霜才可以。大多数面霜的价格相对比较昂贵，所谓科技含量往往是其昂贵的理由。

环境 整个孕期的大部分时间你是不是经常处于很干燥而且到处都是空调的环境？如果是，你需要一种用以保湿的面霜，而不是护肤乳液。你经常在室外工作吗？如果是，那么你需要一种混合了抗氧化及防晒成分的优质面霜，保护你的肌肤不受外界恶劣因素的损害。

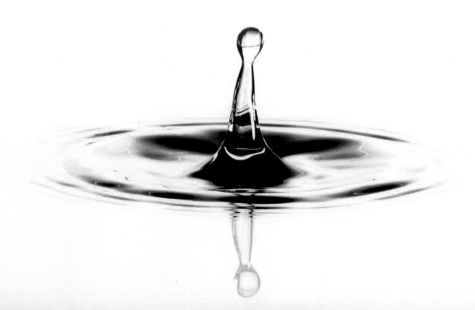

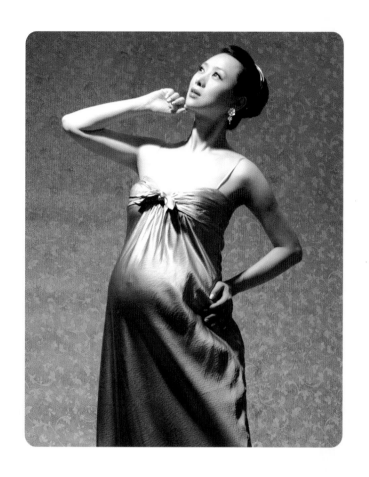

即使怀孕了，工作依然很忙，根本没有时间每天做一些基础的肌肤护理吗？那么你恐怕就要买一种集万千本领于一身的面霜了。面霜大多数具有全方位的护理功能，可谓专为懒人所设计。

想在孕期让肌肤依然保持滋润、白皙、富有弹性、平滑吗？这些梦想需要一款最适合你的产品才能实现。对于熟龄肌肤而言，使用乳液是绝不可能做到的。那些含有顶级抗衰老成分的面霜，也只有尝试之后才知道效果如何。

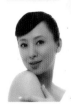

当日霜遭遇晚霜

日霜、晚霜有区别吗？日霜、晚霜可以"通用"吗？要知道，日霜、晚霜可是大不同。日霜偏重隔离，而晚霜则把修护、滋养当成第一要务。对肌肤的呵护需要早晚有别、昼夜有分。

日霜——防护、隔离

日霜的功能，分不同的产品而言，除有修护、保湿、抗皱、紧肤外，最大特色还是在于可以防御环境(如紫外线，空气污染)对肌肤的伤害。从现在市售日霜的成分看，大多不会脱离日霜的防护、隔离功能，因为在这些产品中多含有SPF防晒系数，或紫外线过滤剂，适合在白天出门前使用。

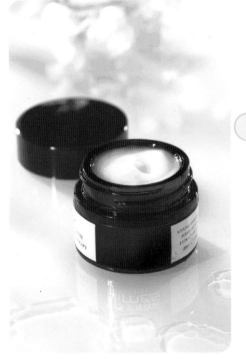

晚霜——修护、滋养

深层滋润晚霜、全效修护晚霜……各种晚霜所冠以的美名已足以说明晚霜的多效功能，即具有修护、滋养、美白等功能。由于是针对夜晚睡眠时的肌肤状态所设计的，所以滋养度、所含的成分浓度都比日霜"营养"、精细，易于肌肤充分吸收，能在夜间迅速修护疲惫肌肤、消除倦容，让柔细、滑嫩感的年轻肌肤重回归。

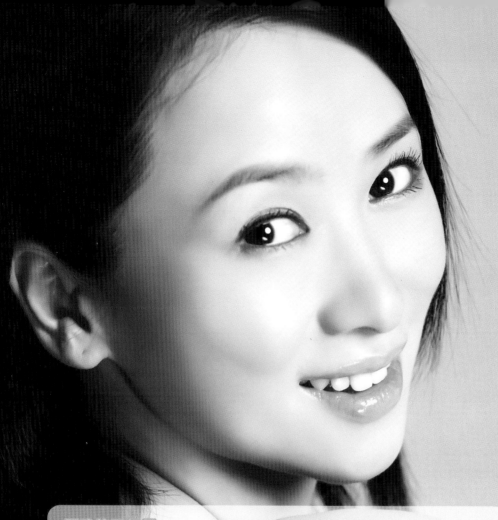

正确使用提示：

　　日霜和晚霜都应在彻底洁肤后进行。日霜应先点涂在额头、面颊、鼻尖及下巴。然后用中指及无名指轻轻打圈涂在嘴唇周围；脸部，按斜向外向上的方式涂抹；额头，则可用双手手掌进行提拉涂抹。晚霜亦可照此方法，但需加入更多的按摩手法，使其更深入肌肤。也可以用"按压"的方式涂抹，以免产生小细纹。注意，眼睛周围肌肤由于十分娇嫩，所以需要另外准备专用眼霜进行保养。其实这两种产品的本质并没有什么不同，不同的是根据肌肤日夜的需求而添加有不同的保养成分。并非一定要在白天用日霜、晚上用晚霜，而是要看自己肌肤的需求。如果有需要，滋润度高的晚霜也可以在白天使用，只要把防晒工作做好就可以。

精华素使用小提示：

我们在使用"精华素"的同时，却常常忽略了肌肤的需要。肌肤专家指出大部分人其实并不需要天天使用精华产品。尤其是健康的肌肤，无须每天使用精华素，且不要让精华素在脸上停留过久。许多人因为使用不当，越用精华素肌肤反而越干，这很可能是因为她们把浓缩型精华素当成滋养霜来用了。一般来说，浓缩型精华素主要通过按摩来发挥作用，20分钟后就应该清洗掉。在用量上也需要严格控制，夏天每次2~3滴，冬天每次3~5滴；T字区一天只需擦一次，眼睛和唇部周围擦两次。一小瓶精华素（24ml）一般可使用半年左右的时间。贪图量多不但起不到护肤作用，甚至还会带来反效果。

痘痘侵扰时最好慎用精华素。我们肌肤表面存在着的单细胞微生物——细菌。细菌在其生长繁殖的过程中需要大量的维生素、蛋白质和生物细胞类营养物质。而这些营养物质也正是一般"精华素"的主要成分，因此如果在痘痘部位使用"精华素"，很容易加重感染。

此外，精华素的生产、加工、运输和包装多采用真空或无菌操作，往往不加任何防腐剂。因此，一旦精华素的包装破裂或未使用完，就很容易受到空气中细菌和灰尘的污染，发生变质。所以开瓶后的精华素，放在冰箱保存为宜。

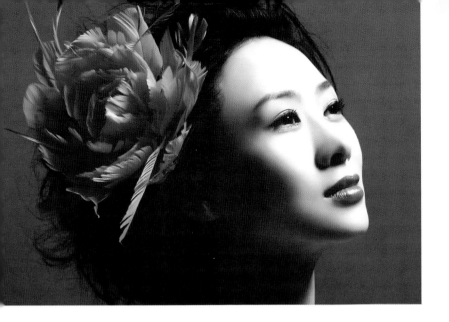

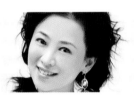

BOX：

清洁肌肤后不可直接使用精华素！

　　精华素应该在清洁完肌肤，均匀涂抹化妆水后使用。这些基础护理步骤适合亚洲人肌肤，能够帮助肌肤形成皮脂膜，从而有效地吸收水分，去除老旧角质，辅助肌肤吸收精华素的营养，令精华素的养分更充分、直接地进入肌肤深层，令肌肤的柔软性、弹性更好。

敏感性肌肤的准妈妈是否注定与精华素无缘？

　　精华素中的有效成分含量高，功能性强，对于敏感性肌肤来说，引起过敏的几率确实比其他护肤品高出很多倍。比如美白，抗衰老的明星成分VA和VC，本身就有一定的刺激性，加入精华中浓度更高，敏感性肌肤务必谨慎尝试。孕期皮肤比较敏感，大虹建议使用一些纯植物的精华素，刺激性很小，孕期的准妈咪们是可以使用的。但是不管什么成分，都要先在耳后和手臂内侧做过敏测试，72小时后没有任何不良反应，才可以使用。

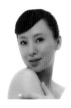

面膜美肤好，天然DIY

在所有的护肤品中，面膜的确很特殊，它可以清洁肌肤深层的污垢，可以深入到基底层滋润干涸的细胞，可以让美好的肌肤状态持续保持……最有成就的保养，莫过于在脸上看到立竿见影的效果，尤其当你没有时间到美容沙龙护肤，或是在肌肤极度疲劳、没有充分的时间休息时，敷上面膜，十五分钟以内，立刻就能让肌肤获得滋润、美白、调理或收敛毛孔、深层清洁，甚至达到瞬间紧肤的作用，还你一张明亮活力的脸庞。其实，错用面膜，美容效果可是会大打折扣的。因此，选择时应以"肌肤状态"为原则，并且要彻底了解各种面膜的功效与使用方法，这样，才能真正看到面膜的效果，也不至于浪费时间与金钱。

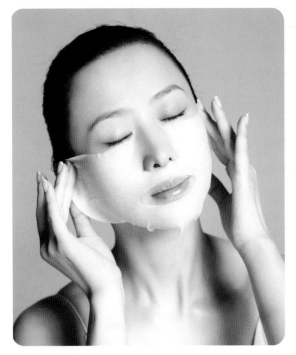

其实，我觉得使用面膜就像药膳进补一样，孕期肌肤需要何种补品时，就该给什么。当然，使用面膜时也必须考虑肌肤的性质。无论效果多好，每周使用一至两次即可，每次敷面的时间也应配合面膜类型。敷脸次数并不是愈多愈好，因为敷脸有兼去角质的作用，如果过于频繁，会妨碍细胞的更新，使得表皮细胞出现尚未完全角化的角质细胞，对于肌肤的防护机制将会大打折扣，因此配合肌肤需求恰到好处，才能让准妈妈的美丽加分哦！

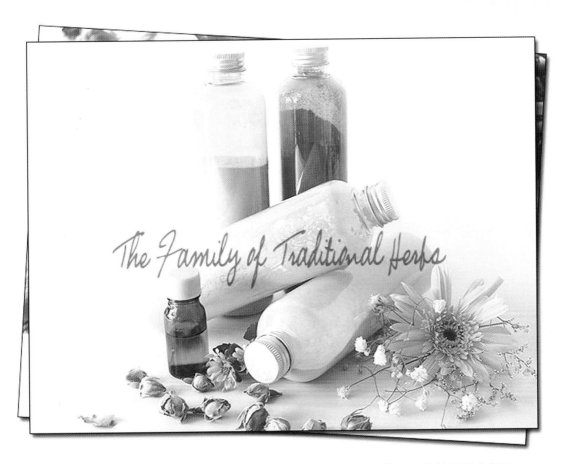

The Family of Traditional Herbs

　　每个人肌肤吸收营养的程度有限，并不会因为天天敷，吸收效果就变得更好。基本上，准妈妈要以自己的日常生活环境和作息作为评估标准，因为敷得越久也不会让肌肤吸收更多精华液。如果准妈妈的工作需要长时间曝晒在日光下，肌肤含水量较少，可以天天敷；一般的准妈妈，一星期敷一次面膜就足够了。

　　面膜的美肤效果好，但不同特性面膜适应肤质不同，所以应该谨慎选择。例如：孕期准妈妈的油性肌肤最好使用具有深层清洁作用的泥状面膜；干性肌肤最好使用能补充水分与养分的保湿滋养型面膜。依"肌肤状态"配合"肌肤性质"来选择面膜才是正确的观念，当肌肤缺水、干燥时，可以使用具保湿、柔肤、赋活机能的面膜；肌肤经日晒后，就适合使用具舒缓、镇静与补充水分效果的面膜；粉刺过多、皮脂分泌过旺造成肤色暗沉、肤质粗糙时，适合使用深层清洁型的面膜。

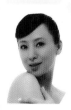

撕拉型面膜　撕拉这一动作本身对孕期准妈妈的敏感肌肤损伤很大，所以已经被专业人士视为逐渐淘汰的产品。

水洗型面膜　水洗型面膜虽然清洁效果好，但是为了保存其中营养物质的有效成分，往往在产品内加入一些防腐剂，所以准妈妈的敏感型的肌肤应该谨慎使用。

乳霜型面膜　质地温和，所以乳霜型面膜适应面比较广，敏感性肌肤也能放心使用。

棉布型面膜　这类面膜没有清洁效果，不适合需要深层洁肤的人。我在孕期都会选用此类面膜，温柔的触感让肌肤很容易放松下来。

新鲜面膜　在家里自制的面膜卫生状况难以保证的情况下，家庭保鲜面膜不宜过于频繁使用，以防脸部肌肤角质层变厚。

另类面膜　为了改善面部油脂情况，一些品牌还推出了粉刺专用T字形面膜。这类面膜多为撕剥型，专门对付T形区的粉刺，有很强的粘吸力，在撕剥的时候将大大小小的皮脂粉刺撕剥出来，具有清除深层粉刺的功效。但因撕剥力很强，过敏、干性、角质层薄的肌肤及化脓性肌肤都不适用，油性及混合性肌肤也不宜经常使用。

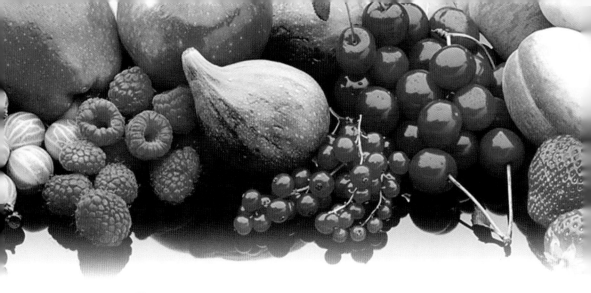

水果面膜DIY

　　水果美容是一种很流行的美容方法，可以让肌肤自然吸收天然植物的精华。水果中含有大量的营养成分和维生素、微量元素，食用和外敷对增加肌肤弹性和滋润度光泽度都大有好处。准妈妈自己在家做的水果面膜没有化学添加剂，安全且无副作用，可以让肌肤尽情享受丰盛的水果大餐。自己用水果做面膜美容，可能有点麻烦，但却是一件非常具有挑战性的工作，可以让准妈妈们在创造中获得DIY的乐趣，乐趣过后还会收获一个水灵灵的"水果妈妈"。

　　将香蕉去皮捣烂成糊状后敷面，15~20分钟后洗去，长期坚持可使脸部肌肤细嫩、清爽，特别适用于干性或敏感性准妈妈肌肤的面部美容，效果良好。

　　将苹果去皮切块或捣泥，然后涂于脸部，如果是干性过敏性肌肤，可加适量鲜牛奶或植物油，油性肌肤宜加些蛋清。15~20分钟后用热毛巾洗干净即可。隔天一次，具有使肌肤细滑、滋润、白细的作用，还可消除肌肤暗疮、雀斑、黑斑等症状。

　　将一大匙捣烂的草莓，倒入一杯开水中浸泡，数分钟后，用纱布过滤，再加入半匙甘油。抹在脸上，20~30分钟后擦去。用于深层清洁、滋润肌肤，让肌肤显现红润的光泽，特别适合干性肌肤。

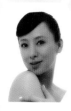

苹果营养霜　将一大匙苹果泥，一大匙奶油，一只蛋黄混合后加入半匙蜂蜜，抹在脸上，20~30分钟后擦去。适用于干性和中性肌肤，可以起到营养滋润肌肤的功效。

西红柿面膜　将西红柿切片，加一匙牛奶、一匙葵花油，混合后贴脸15~20分钟，然后用温水洗净。该面膜适用于各种肌肤，有让肌肤红润光泽的功效。

香瓜面膜　把香瓜揉碎，加入生蛋黄和1匙植物油，混合拌匀后敷脸30分钟。此面膜适用于中性肌肤，有保湿、增加肌肤光泽的功效。

西瓜全面美容霜　用西瓜汁洗面，会使黝黑的肌肤转白；吃剩的西瓜皮切成薄片，贴于面部有斑处，可以祛斑；最后再用瓜皮轻轻按摩脸部肌肤还有舒缓镇静补水的功效。

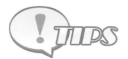

　　新鲜水果虽然没有化学成分，但含有的果酸等还是会造成容易过敏准妈妈的肌肤过敏。在尝试之前没有尝试过的比较刺激的水果，如柠檬等的时候最好先在自己手臂内侧做尝试。水果表面的农药等残留物一定要清洗干净，否则美容不成倒容易毁容。选用的水果一定要新鲜，现制作现用。

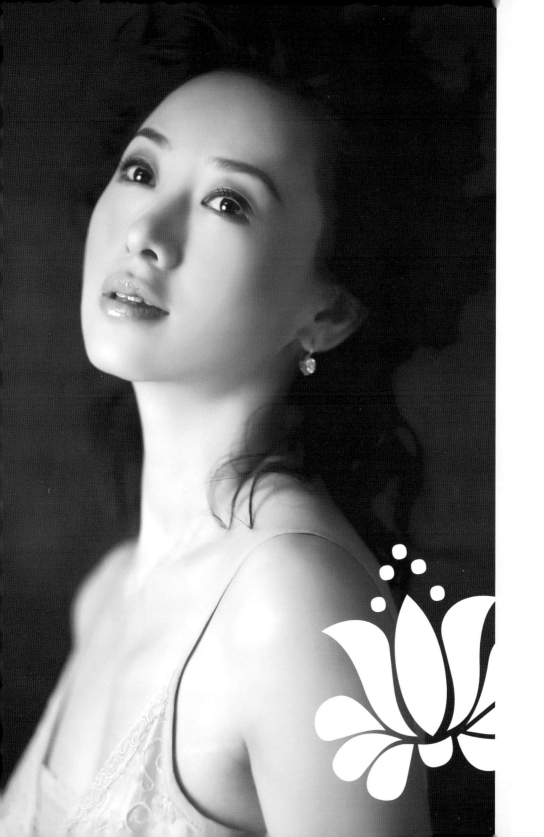

眼部防衰老，青春有神采

衰老的蛛丝马迹从来都是从眼睛开始的。这里的肌肤是全身最薄的地方，很容易产生细纹。对于孕期的女性来说眼睛是非常脆弱的，睡眠不足、用眼过度、环境的污染、季节因素、电脑辐射的影响，都会导致无法摆脱的眼周皱纹噩梦。此时，对这个细微之处的保养可是护肤程序之中的重中之重哦！即使平日基础保养也没少，眼角周围的细纹也可能在孕期日趋增多。尤其是在干燥的季节，一笑，眼角的纹路马上就跑了出来。从细节开始，狙击岁月留下的痕迹。这不但是一项单一而简短的工程，而且更需要全面的专业知识。

眼睛是公认为最亲密的情绪表达工具，更是表情活动过度的区域，它们值得最佳呵护与关注，在日常护理程序中也占据重要地位。由于眼周肌肤皮层较薄，不但没有油脂保护，肤感又较为细嫩，加上小肌肉的分布面较广，各种肌肤问题就一下子冒了出来。如何让眼睛回复青春神采，可是一堂准妈妈们关注的必修课。

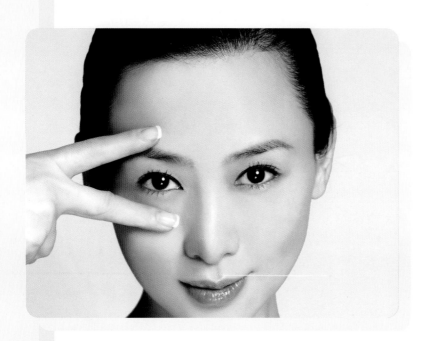

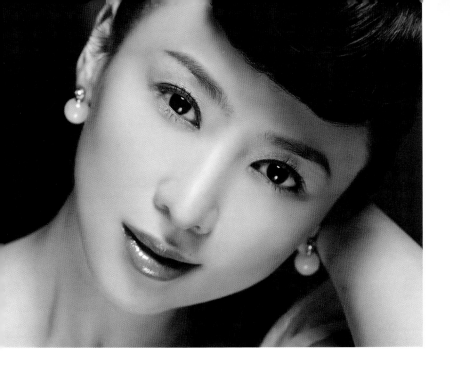

眼部衰老呵护

　　熟龄的准妈妈，皮脂分泌减少，眼周肌肤会变得很薄。环境、季节等原因造成的肌肤缺水虽然不会令眼周脱皮，但是却带来了干纹和表情纹。由于水分和皮脂的缺失，面部最早松弛老化的区域是下眼睑和上眼睑，而表情造成的纹路大多集中于眼尾。老化问题在干性肌肤的人身上出现得更早一些，肌肤越干，眼周的小细纹越呈"放射状"发散。

　　美容专家向我解释说，肌肤"记忆"了重复运动的痕迹，从而会产生幼纹和细纹。由于脸部肌肤的厚薄不同，对于表情的承受能力也不一样。而随着年龄的增长，肌肤对这些经年累月的肌肉收缩动作愈来愈敏感，脆弱的眼角就是容易冒出表情细纹的首个战地了。有些准妈妈年龄虽然不大，但是眼睛下面却长着缺水纹，这样即使梳妆台上摆满了全效的眼部产品，由于肌肤缺水的关系也是很难吸收的。

　　25岁以后的女性都容易产生细纹，因此需要使用成分安全的滋润眼霜，像含维生素E、含紫外线过滤剂以及具有预防肌肤老化功效的眼霜都是很好的选择。抗皱不但是一项单一而简短的工程，应该从多方入手，把它提到自己的"规划日程"中来。

问题产生原因

肌肤滋润假象 空气相对湿润的春季，肌肤干燥的紧绷感会有所缓解，因此平日做足了补水功课的我们也因此难免偷闲下来。可是肌肤老化的脚步是不会停止的，如果不能及时补充营养，皱纹依然会由于我们的疏忽，而在肌肤上留下岁月的痕迹。

日常不良习惯 必须戒除日常的不良行为习惯，诸如，不要眯眼睛看东西，佩戴隐形眼镜手势尽量温和；不要经常刻意眨眼，带动肌肉惯性运动；不要忽视眼皮浮肿，对症下药；睡眠时，尽量避免侧睡，不再给眼部肌肤造成伤害。

水分偷偷流失 气温升高，虽然日常饮水很多，但其中的大部分会随着汗液排到肌肤表面不断蒸发，水分很难在细胞中贮存。感觉滋润只是因为皮脂的分泌比平时旺盛，但肌肤深层的旱情和营养的缺乏并没有得到缓解，因此依然存在生成皱纹的隐患。

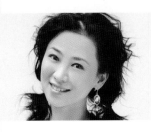

BOX：
怀孕后能戴隐形眼镜吗？

怀孕期间女性体内激素的分泌开始发生变化，引起眼角膜含水量的改变，往往会出现眼角水肿的现象。如果准妈妈继续佩戴隐形眼镜，就会感到眼镜不舒服。由于角膜的肿大，与眼睛就会贴合得更紧密，影响隐形眼睛的通透性和角膜营养的供给，使眼睛组织长期处在缺氧的状态。时间一长就会损伤角膜或出现新生血管，影响视力。所以，在怀孕期间最好佩戴框架眼镜。

日常护理意见

对于肌肤来说，过于滋润的眼霜容易引发脂肪粒，而等真正产生细纹后再来"抗皱"，护肤品又回天乏术。到底应该如何预防呢？专业的肌肤科医生向我建议，这样的情况最好选择使用啫喱眼霜来护理眼部肌肤，其保湿清爽的质地更适用于准妈妈们的滋润肌肤要求。

传统的抗皱眼霜的作用，主要是增加皮层滋润度，令肌肤呈现暂时的饱满感，而起到淡化细纹的效果，往往眼霜吸收后，肌肤的状态也会随之打回原形。新型的防皱眼霜，质感清润不油腻，吸收迅速，紧致肌肤内部结构，从而起到由内而外的完美防皱功效。孕期之中，眼部的肌肤问题对我来说不是很严重，除非有些劳累的时候，才会出现轻微的黑眼圈情况。护肤品方面我选用的是郑明明的眼部精华产品，它能解决疲劳带来的各种眼部问题，吸收很快，而且不会有油腻的感觉。另外，ESTEE LAUDER的眼膜产品也很值得和大家分享，它的去浮肿效果特别好，是我回复光彩眼神的必备秘方。

对于想清除表情纹的女生来说，使用能巩固或增加肌肤胶原蛋白的眼霜类产品作为保养之选也是个不错的方法。这类产品中的有效成分能够增强肌肤弹性和承托力，不仅可预防细纹，也有减淡表情纹路的作用。这一季，添加了"类肉毒杆菌"成分的眼霜，在肌肤保养品方面也是很被推崇的护肤首选。然而，对于准妈妈使用此类产品的安全性还没有一定的科学说明，因此我还是建议大家最好慎重选则。

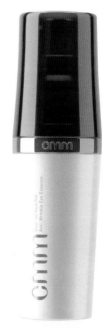

此外，随着年龄的增长，睡眠不足等因素，长期下来也会影响细胞的新陈代谢，以致皱纹现象频生。所以在保养与按摩之外，绝对要掌握睡觉的黄金时间，晚上10点到凌晨2点，就是所谓的美容觉时间。在这个时段是细胞进行修护、新陈代谢最好的时间，准妈妈们如果在这个时间段内保证好好休息，绝对可以迅速恢复昔日的健康肌肤！

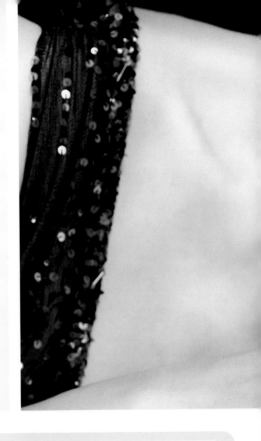

眼部护理秘诀：

- 避免日晒、干燥、寒冷、洗脸水温过高、表情丰富等伤害导致的纤维组织弹性减退。

- 经常用蛋清敷眼：蛋清具有很好的紧肤作用，是祛皱的好材料。另外，也可以将蛋清打出泡沫后加入相同比例的蜂蜜，同样是滋养、祛纹的好方法。

- 除了做好保湿、防晒的基础保养，平日的按摩更是忽视不得。针对眼尾的表情纹，按摩手法如下：先用一手将眼尾轻轻向外拉平，另一手的无名指沿着眼尾处以画圈方式按摩。或者，可以用两手的手指自两边眼角沿着下眼眶按摩6小圈，然后绕过上眼眶，回到眼尾处轻轻地按一下，对眼角细纹有很好的舒缓作用。

- 从中医理论上讲，枸杞是护眼的上好保养品。平时可以泡水喝，特别对电脑前工作的职场女性朋友们，在干燥的冬天加点蜂蜜，即滋养又滋润。

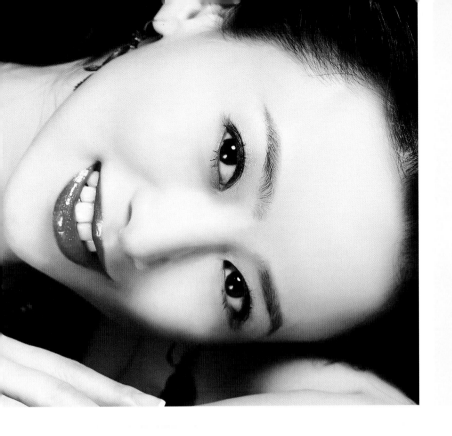

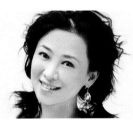

BOX:

如何选择眼部护理产品?

使用补水效果强的眼部凝露、凝胶、啫喱等产品，为眼部肌肤做好日常的基础护理工作。借助不懈怠的正确保养，可以令细纹减淡、甚至隐藏（但要真正消退、平复细纹是不可能了，只要保养松懈，它很快又会重现），但更重要的，是阻止或延缓细纹的产生。眼膜通常是全效型的，借助"膜"的渗压作用，可令功效成分更有效地被吸收，从而取得明显的即时效果。每周两次的日常眼膜护理（也可视需求增加次数），一定要定期敷，功效延续，才能真正改善肌肤。如果觉得价格偏高，可与水洗式眼膜穿插使用，或在必要时用做密集护理。

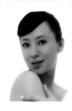

防晒有诀窍，健康又美白

　　孕育阶段充满着世上所有的美好和欢欣。然而，在满心期待、欢欣鼓舞地拥抱新生命的季节，灿然耀目的阳光中的紫外线，会毫不留情地钻进我们的每一寸肌肤中……在肌肤容易敏感的怀孕期，日常的肌肤防晒护理就显得更重要。由于宝宝的生长发育，准妈妈们要比其他人需要更多的阳光，才能满足身体对钙质的大量需求，以保证宝宝的骨骼正常发育。要想满足身体的需要，而又不被阳光伤害肌肤，准妈妈们就要比其他人的防晒措施做得更加充足才行。

　　尤其在孕早期阶段，新陈代谢的加快，肌肤血液循环增加，会造成排汗多，肌肤比较湿润。然而这个阶段的肌肤往往很脆弱，很可能会因为紫外线的影响而令肌肤的色素沉淀加重，面部出现色斑、雀斑、妊娠性肝斑等明显的色素沉淀。如果注意防晒，可以在一定程度上防止色斑的颜色变深。妊娠早期，肌肤也发生了微妙的变化，大多数准妈妈的肌肤会变得红润、光泽、油腻、多汗。洁面后的脸部保养工作很重要，可选涂一些防晒值不超过SPF15的防晒保湿乳液。虽然说SPF值越高的防晒产品的效果越好，但SPF值越高的同时，产品刺激性就越强，容易导致肌肤干燥，所以建议准妈咪选择SPF值低一点、刺激性小一些的防晒产品。另外，防晒用品用新不用旧，这样更能减少肌肤的敏感性。以我的肤质特点来说，植村秀的防晒产品质轻比较轻薄，而且刺激性很小，比较适合我外出时使用，不会有过于油腻的感觉。

　　平常懒得用防晒品的人，这时可得勤奋一点，每天出门前一定要用防晒品。有些准妈妈在孕期中，体质会变得较敏感，如果之前的防晒品还适用，可以继续使用，在产品的选择上，则最好以纯物理性防晒为佳。

　　防晒产品上最常见的SPF，代表防止紫外线B光的能力，紫外线B光会造成肌肤晒伤、晒红；而肌肤会晒黑，则是因为紫外线A光。虽然紫外线A

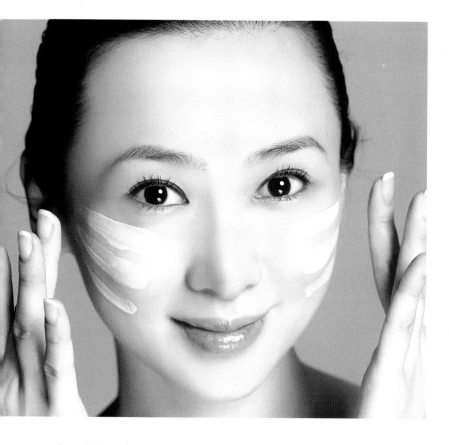

光不会使肌肤立即晒伤，但却会造成肌肤老化，并产生皱纹和黑斑，所以在购买防晒品时，除了要能防止紫外线B光，最好还能防止紫外线A光，才能有效防止肌肤变黑。

防晒品另一项最常见的标示还有PA值，从PA++到PA++++++都有，个人认为，虽然"+"数越多，表示防晒系数越高，但准妈妈不一定需要买到那么高效的产品。因为每个人的肤质不同，当防晒系数越高时，质地会偏油性。通常怀孕后皮脂腺分泌较多，反而无法接受那么油的防晒用品。除了涂抹防晒产品之外，戴顶宽边的防晒帽或撑把洋伞，都能让防晒效果加分！

别以为擦了防晒系数50的防晒乳，再擦另一瓶防晒系数30的防晒乳，就能达到双倍的效果。防晒系数必须在一定厚度下，才会有所功效，但准妈妈们常常因为害怕油腻感，而将防晒品擦得很薄，这时可就很难达到标示系数的功效了。因此擦得太薄，无法发挥作用，相反地，擦得太厚，防晒效果也不会因此增高。不妨试试这个涂抹防晒的简单方法：擦完保养品，吸收之后→先擦第一层防晒→隔20分钟后，再擦第二层防晒，如此一来，就能避免擦得厚厚的油腻感，又同时保有防晒的功能喽！

拒绝美白防晒产品

注意防晒品所含的成分，孕期不要使用同时具有美白功效的防晒品。因为一些具有美白功能的防晒品中添加了含有人体有害元素。如汞、铅、砷或使用了大量研细的钛白粉。肌肤长期吸收汞会导致神经系统失调，视力减退，肾脏损坏，听力下降，肌肤黏膜敏感及由母体进入胚胎，影响宝宝的发育。

如果某种防晒品同时还能在一周内让肌肤变得细腻光洁，那么它其中的成分就值得质疑。专家向我解释说，当防晒用品中添加少量的激素时，会使肌肤变得饱满润泽，但大量使用后会出现干涩、起斑等现象。而长期使用激素防晒产品，会使细胞受损，肌肤就离老化越来越近。

防腐剂、芳香化合物、色素是怀孕期绝对不能"沾"的物质。同时，它们还是引起肌肤过敏的三大物质。香料成分越复杂，用量越大，刺激越重，越容易引起肌肤过敏和光敏反应。

选择防晒用品时，要注意包装上的标志。包括产品名称、厂家及地址、卫生许可证、生产许可证、执行标准名称、生产日期、保质期或生产批号及限用日期、使用说明等。此外，防晒用品的标志上还须有特殊用途许可证号。选购进口化妆品时，还要认准进口许可证号和经销代理商的名称和地址。

在选购任何一种产品前，都应先索取试用品。专家建议，试擦时不要擦在手上，因为手和脸的肌肤差距太大，所以试擦在耳朵前侧或下巴后侧的肌肤最佳。确定适合自己的肤质再购买，若是没有试用包，则可以先买小罐的产品，不要因为大罐价钱划算，而因小失大哦！

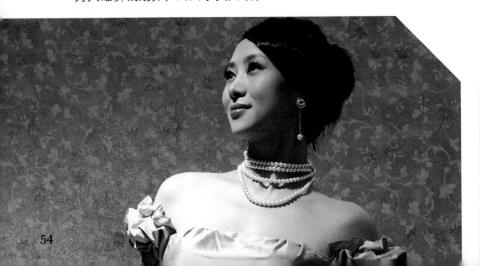

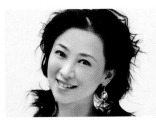

BOX：

知识补充——物理性防晒

物理性防晒就是利用防晒品中的粒子直接阻挡、反射或散射掉紫外线。

优点：不易过敏。

缺点：质地厚重，有一层白膜感。

常见的物理性防晒成分：

○ Titanium dioxide（二氧化钛）：可以阻隔UVB和部分UVA，但是对波长部分的UVA无法完全保护。

○ Zinc oxide（氧化锌）：可几乎阻隔掉所有波长的UVA和UVB。因为涂起来会白白且黏黏厚厚的一层，所以限制了它的实用性。

BOX：

饮食中的防晒秘诀

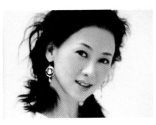

据专家介绍，准妈妈为了减少黑色素细胞的活动，每天要摄取足够的维生素C，最好补充天然维生素C，多吃大枣、猕猴桃、橘子、西红柿等含维生素C丰富的水果和蔬菜。准妈妈多晒太阳可保证宝宝的骨骼正常发育，但由于怀孕而对日光中使人晒黑的UVA更为敏感，遭遇阳光后，会比其他人产生更多的色素沉淀。如原有的色素痣（俗称痦子）开始扩大，面部雀斑也会加重，甚至有些色素痣还可能变成黑色素瘤。所以，在多吃含维生素C比较高的果蔬同时，准妈妈最好使用成分是物理防晒的防晒霜，因为它的化学成分少，很天然的，不含铅，对宝宝没有影响，化学防晒霜或美白霜最好不要用，因为有的里面含有铅、铬等元素。

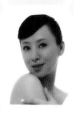

护唇要牢记，时刻保润泽

在孕期护理时，肌肤的保养做好了，那嘴唇呢？随着荷尔蒙变化，准妈妈的双唇也会开始缺水，变得干燥粗糙，甚至是出现暗沉、细纹……造成嘴角肌肤的脱皮，一个不注意甚至还会出现撕裂的现象。其实，这是由于嘴角肌肤非常脆弱的关系，对环境自然就特别敏感。任何外来的刺激、污染、紫外线、气温变化，以及体内缺水，长时间的固定表情，都会让娇嫩的唇周肌肤招架不住，形成难看的干燥嘴角纹。

我觉得，要对付唇周皱纹，就不要忘了给肌肤以特别的呵护，时刻保持滋润。嘴唇是表达脸部表情的重要器官，展现魅力少不了的回眸一笑，这拉提嘴角的瞬间往往就是造成日后唇周皱纹的因素之一。而双唇不像人体肌肤能提供自我润泽的修护机制，人的唇部不会自行分泌水分跟油脂。如果唇周开始出现了脱屑或裂开就是"干燥"的警讯！

问题产生原因

水分不足 当唇部干燥便会造成周围肌肤的皱纹产生、表皮脱落，并让双唇失色。因此，干燥就是让红唇失色的罪魁祸首，也是唇周皱纹提前出现的重要原因。

维生素缺乏 唇部肌肤问题的很多症状都是由于食物营养摄入的不均衡造成的，由嘴角开始干裂是缺少维生素的现象。此外不正确的咀嚼习惯也容易造成嘴唇干裂，有的人习惯用门牙咬东西、吃零食，容易造成相应部位的唇纹过深，甚至还会诱发干裂。

感到干燥的时候，我们往往习惯舔嘴唇，以为这样就可以使嘴唇上有水分，从而减轻干裂症状，这可是会给脆弱的唇部肌肤带来更多伤害的。

爱说话的准妈妈也需留意，因为唇部并没有脂肪的保护，就像一条脆弱的橡皮筋，用得时间长了就会造成弹性废乏，废乏后就会使肌肉松弛，松弛后就产生皱纹。

日常护理意见

护唇，就要从解决干燥的问题开始！孕期的准妈妈们更要注意日常饮水，不要等到口渴了才想起喝水，采用少喝多次的方法为妙。尤其到生产前的几个月，由于子宫的压迫，准妈妈们会出现尿频的现象。这个时候千万不能因为担心频繁关顾洗手间就减

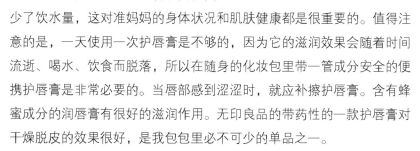

少了饮水量，这对准妈妈的身体状况和肌肤健康都是很重要的。值得注意的是，一天使用一次护唇膏是不够的，因为它的滋润效果会随着时间流逝、喝水、饮食而脱落，所以在随身的化妆包里带一管成分安全的便携护唇膏是非常必要的。当唇部感到涩涩时，就应补擦护唇膏。含有蜂蜜成分的润唇膏有很好的滋润作用。无印良品的带药性的一款护唇膏对干燥脱皮的效果很好，是我包包里必不可少的单品之一。

其次，舔唇的习惯一定要改掉。且抛开孕期的健康因素不谈，这样的滋润养方式只会为肌肤带来短暂的湿润，当水分蒸发时会带走嘴唇内部更多的水分，严重者还会继发唇周的感染、肿胀，引发肌肤伤害，造成更大的痛苦。因此，如果感觉唇部干燥，不如有意识地为肌肤补充一些具有精华成分的护理产品，帮助改善、恢复唇部肌肤光彩。多做点唇部小运动——默念"阿、伊、呜"，反复夸张地多念几次，提高唇部的弹性。

唇部护理秘诀:

○ 唇部的耐受性很低，辛辣食物、高温饮品都容易导致唇周发炎或红肿。尽量避免干燥情况下过于丰富的小动作，否则，不但令干裂会更恶化，甚至可能产生口唇炎。

○ 针对皱纹和下垂可以采用按摩方法，修正习惯性表情引起的"老化现象"。唇周的笑纹，用食指和拇指纵向掐捏住笑纹，同时食指固定，用拇指的指腹放在皱纹上，从嘴角向外展开皱纹。

○ 利用在家坐着看电视的时候，用大拇指和食指轻轻按摩一下双唇。方法很简单：用大拇指和食指捏住上唇，食指不动，大拇指轻轻揉按；再用食指和拇指捏住下唇，大拇指不动，轻动食指按摩下唇。然后，再以上述方法反方向有节奏地按摩上下唇，反复做数次，这样可以减少嘴唇横向皱纹。如果你的嘴角有了纵向的皱纹，那么用两手中指从嘴唇中心部位向两侧嘴角揉摩，会使肌肤有被拉长的感觉。先上唇，后下唇，可反复做几次。

○ 唇部的角质层极薄，敏感度高，在角质霜粒的反复摩擦下很容易红肿发炎，因此唇部去角质每周不要超过两次，最好用热敷，再以植物油轻柔按摩，帮助老废皮屑健康脱落。

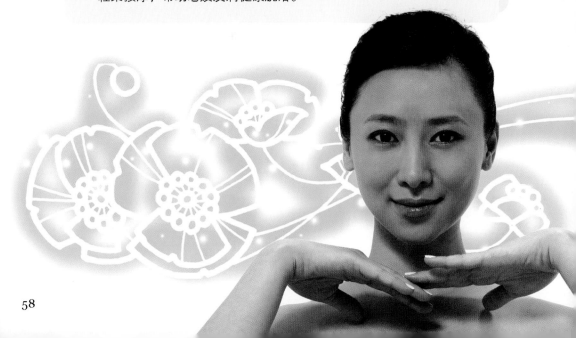

颈部防"年轮"，光滑有弹性

颈部是最容易被轻视的部位，准妈妈们注意力往往只集中在腹部，然而，正是由于常常低头去关心"宝贝"，颈部的细纹就开始慢慢延伸，形成一道道"年轮"。

很多人认为衰老是从脸部开始的，其实，当眼角仍保持细嫩肤质的时候，颈部却可能早已初露衰老迹象。从25岁起，我们肌肤开始走向老化，最先显露的部位，就是曝光率极高的颈部。过了25岁，人体所有生理机能都开始走下坡，换句话说，也就是老化的开始。维持肌肤弹性最重要的胶原蛋白和弹力蛋白分泌量也会在25岁之后越来越少，肌肤的纹路也会日益严重。许多时候，我常常发现，其实颈部比脸部更能快速地反映出此时的真实的衰老程度。尤其对女生来说更是如此。因此，在孕期的悠闲时光里，增加有关的知识及实施一套切合实际又轻松适的护理程序将对颈部的肌肤是大有裨益的。孕期的颈部护理重点主要在肌肤的提升和紧致上。对于准妈妈来说，这个阶段的一切肌肤表现都是在扩张的，因此，颈部线条的维护就很重要。天然成分的抗衰颈霜是准妈妈们的好帮手。

问题产生原因

颈部皱纹的出现，跟我们日常睡觉和工作时的不良姿势有关，不当的肢体运动也会造成颈部肌肤的老化与松弛。比如用脖子夹着电话筒"煲粥"；喷洒香水过多等，都会对颈部造成伤害。

颈项肌肤比面部薄，油脂分泌也比面部少得多，最容易出现皱褶。冬季经常穿着高领衣物和围巾，容易令人忽视颈部的保养。

孕期的体重突然增加，会引致双下巴和颈部堆积脂肪团，令人看来臃肿笨拙。颈部常常会感到酸痛，而且肌肤也更容易产生松弛现象，可多做颈部锻炼运动改善。

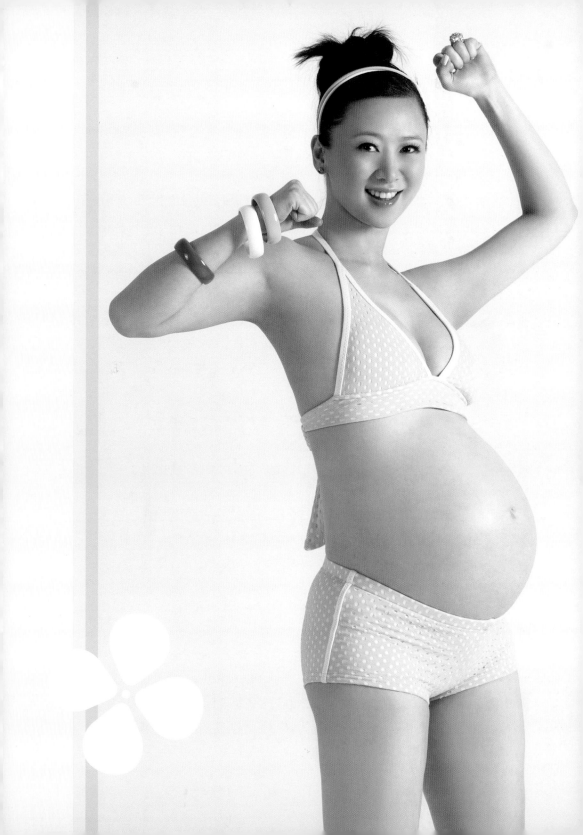

颈部护理秘诀：

○ 洗澡时先用纯棉毛巾由下至上干擦颈部肌肤，然后再进行清洁，可起到温柔磨砂的作用。每星期做一次颈部死皮大扫除，用两汤匙幼细的麦皮混和一汤匙杏仁油调成糊状，按擦颈部肌肤，能去除死皮，有助表皮更新，但用力一定要轻柔。

○ 润肤霜能为颈部肌肤带来深层滋润的效果。但一定要注意，颈部肌肤和眼部肌肤一样，皮下组织容易松弛，故涂润肤霜切勿过厚，也不应使用油性润肤霜。

○ 日常保养品要由下往上轻抚至吸收。除外，颈部肌肉也需要一些DIY运动来内在保养。每天，将头颈向前后左右方向反复做180度转动，可以减轻颈部压力，改善肌肤状况。

○ 每晚沐浴时可以用喷头在脖子周围多冲几次，擦干后涂上少许化妆水，就可进行按摩，这对提升颈部轮廓，舒缓一天的疲劳及颈椎的健康都有好处。

○ 像钟摆一样左右摆动颈部；嘴唇缓缓做微笑状，将颈部尽量上仰，直到感觉肌肤拉到紧处，保持该姿势5秒钟；在锁骨与下颌之间，用左右手的手背轮流由内往外上下交替轻轻拍打，既可放松肌肉，又能改善松弛的状况。

BOX： 消除颈纹按摩术

　　双手取一元硬币大小的颈霜或按摩膏，由下至上轻轻推开进行颈部按摩；头部微微抬高，利用手指由锁骨起往上推，左右手各做十次；利用拇指及食指，在颈纹重点地方向上推(忌太用力)，约做十五次；最后用左右双手的食指及中指，放于腮骨下的淋巴位置，按压约一分钟，以畅通淋巴核作排毒作用。定期进行肌肤按摩，随着淋巴、血液系统循环加快，颈部肌肤的健康活力也逐渐增加。

Chapter 2

美丽秀发护出来

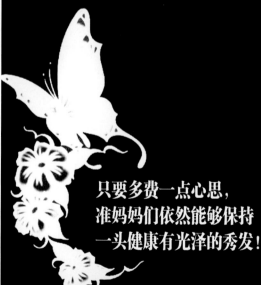

只要多费一点心思，
准妈妈们依然能够保持
一头健康有光泽的秀发！

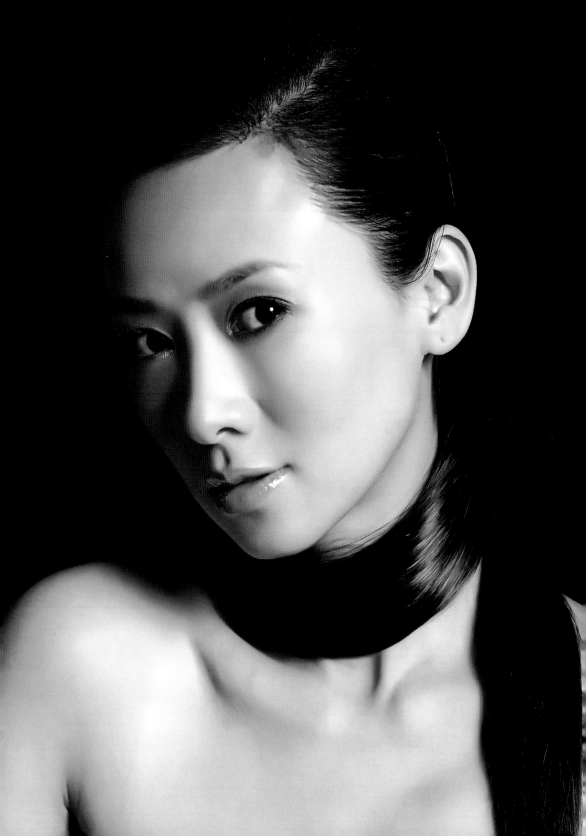

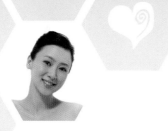

准妈妈身体的各部分都会发生变化，头发也不例外。体内雌激素量增加，延长了头发的生长期。准妈妈体内的雌性激素处于分泌最旺盛、最紊乱的时候，这就直接导致头发出现不稳定的状态，忽而浓密光亮，忽而稀疏枯干，为此定期为秀发做深层次的护理就必不可少了。怀孕是一种正常的生理现象，注意保持头发的养护滋润，这和怀孕前是一样的。但怀孕确实又和平时不一样，有些地方需要特别注意。

Ewong Yung

虽然怀了孕，但我还是要坚持工作的，经常出席一些比较重要的社交场合，头发的保养和造型对我来说是一个很大问题。经常看到有一些准妈妈，忽视了自己的形象，再加上干燥的头发在旁凑趣，一副邋遢的样子就展现在人们面前。这不是头发的问题，而是由于你对自己的外形不够重视。其实，只要多费一点心思，准妈妈们依然能够保持一头健康有光泽的秀发！

挑选合适洗发水

孕期，油性发质的准妈妈的头发会比平时更油一些；而干性发质的准妈妈也不会像平常那样干涩。准妈妈的皮肤十分敏感，为了防止刺激头皮影响到胎儿，准妈妈要选择适合自己发质且性质比较温和的洗发水，怀孕前用什么品牌的洗发水，如果发质没有因为荷尔蒙的改变而发生太大的改变，最好继续延用。突然换用其他品牌的洗发水特别以前从未使用过的品牌，皮肤可能会不适应，造成过敏现象的发生。以我自己的经验为例，从之前到怀孕我都一直在使用性质温和的洗护发产品，整个孕期的头发清洁和保养过程中没有什么问题出现过。

有些准妈妈在怀孕时头发可能会变得又干又脆，那是因为头发缺乏蛋白质，如果使用能给头发补充蛋白质营养的洗发水和护发素，情况将得以改善。

处理湿发有秘密

洗完头后，如何处理湿发也是准妈妈的困惑之一。头发长，湿发就更难干，顶着湿漉漉的头发外出，或上床睡觉非但不舒服，而且容易着凉，引起感冒。用吹风机吹干，又怕辐射和细菌对胎儿有影响。有些吹风机吹出的热风，含有微粒的石绵纤维，可以通过准妈妈的呼吸道和皮肤进入血液，经胎盘血而进入胎儿体内，从而诱发胎儿畸形。所以很多准妈妈因为以上的原因剪去了一头心爱的长发，选择了洗后易干易打理的短发。

其实干发帽、干发巾就可以解决这个问题。戴上吸水性强、透气性佳的干发帽，很快就可以弄干头发，淋浴后也能马上睡觉，还能防感冒，不过要注意选用抑菌又卫生、质地柔软的干发帽、干发巾。

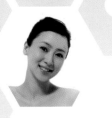

焗油护理补营养

准妈咪每隔一个月最好对头发做一次 油护理。在焗油护理时将含有牛油果或多种植物精华的滋润型焗油膏均匀抹在头发上，并使头发保持蓬松自然状态。焗油膏中富含的维生素原成分，可以充分弥补秀发面临的营养缺乏，而含有的大量有效滋润成分的润发精华因子，则能够均匀覆盖头发表层，使得表层鳞片自然平滑贴服，紧密保护头发内层，保持足够水分，提供润滑成分，从而令准妈咪的头发焕发动人光彩。

我发现鸡蛋能给头发增加光泽。将2个鸡蛋打进碗内，然后用空蛋壳装上橄榄油，然后将橄榄油和蛋搅混，稍微加热后将混合后的溶液涂到头发和头皮上按摩。接着，让其在头发上停留10分钟，最后清洗头发，发丝就会变得亮泽光润起来。

烫染发型是禁忌

烫、染头发是塑造发型时最常用到的两种方式。准妈妈在孕前期（前三个月）、孕中后期都不适宜烫、染头发。孕前期是胎儿器官发育最关键的阶段，在这个阶段如保护不当或使用了有害的物质，可能会造成胎儿畸形。目前，烫发都属于化学烫发，需要使用到"冷烫精"对头发进行卷曲和定型。染发剂也是由比较复杂的化学成分组成。虽然没有证据直接显示，烫、染发会对胎儿造成伤害，但为了保险起见，准妈妈们还是不要在孕前期烫、染发。

非常特殊的情况下，烫、染发可在孕中期进行，但也只能处理头发中、尾段的部分，进行适当地挑染，减少头皮对烫、染剂吸收。

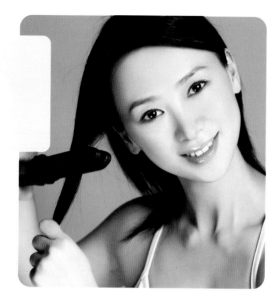

护发按摩很重要

洗发时的一些按摩是很重要的，它将给予饱受敏感折磨的头发舒缓的呵护。在早晚沐浴的时候，在使用洗发水前，把头发弄湿后做做头部皮肤舒缓按摩操，只是简单的轻柔按压，你会感受到前所未有的舒缓与松弛。

护发按摩小贴士：

- 十指合拢，指尖先轻按在太阳穴上，以顺时针方向打圈6次；以逆时针方向打圈10次。
- 将双手并放在额头上，以指腹从眉心中线开始按压。从额头中线开始，至头顶中线。
- 双手指腹，从眉心中线开始轻轻地往两侧按压，一直到达太阳穴为止。重复10次。
- 双手盖住两耳，手指放在脑后，左右两手的手指要尽量靠拢，接着用四指轻轻弹打后脑勺，心里默数49下。
- 手指插入头发，用力将手掌紧闭握拳，轻拉头发。持续动作至整个头皮都拉撑过为止。
- 十指微屈做徒手梳头的动作。双手由前额发际将头发梳往脑后，这个动作至少做20次。
- 一定要咨询过专业肌肤科医师后才使用。

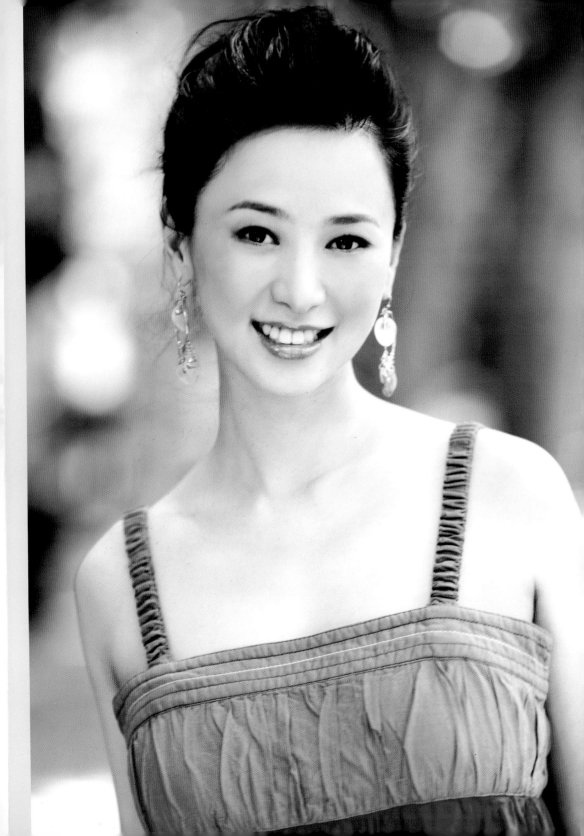

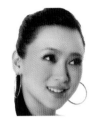

BOX：
掉发现象很严重
要怎么办才好？

孕期掉发是由于大量的雌性激素使头发多于平时的数倍而离开头皮，这就是为什么在准妈妈早起梳头和洗头时，会有大量掉发的原因。出现这种情况不必着急，及时的养护可以让秀发更健康。在洗发时选择质量较好的（碱性低的）洗发水，也可用微酸性香波洗头。微酸性香波不同于碱性香波，它可增加头发的牢固性。而一些富含活细胞萃取物、天然植物精华和多种微量元素的低碱性洗发水，具有改善头皮血液循环，促进毛根、毛干细胞的吸收功能，增强毛囊细胞活性，从而达到强壮发质、加速毛发生长及固发的作用。

BOX：
为什么经常护发
头发却还是没有光泽？

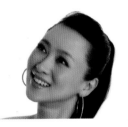

头发在孕期委靡不振是雌激素惹的祸，头发愈长被抢掉的营养愈多的说法似乎缺乏依据。不论长发还是短发都可以很亮泽健康。别总是抱怨自己的头发枯黄暗淡，因为当头发开始受损时，附着在头发表面的鳞片就会纷纷拱起，使得光线无法在头发上均匀折射，头发就会因此失去光泽。这要改善这种情况，建议选择吸收力强的性质温和的美发产品，一些温润的婴儿沐浴液就很不错，关键是找到适合自己的美发产品后就要坚持使用。外出前抹上抗紫外线的发乳或护发素，并以指腹轻轻揉两分钟，再在发端涂一些修护液，这样可以滋养头发，减轻外界环境对头发的伤害，还能让秀发看上去更亮泽。

Chapter 3

美丽身材秀出来

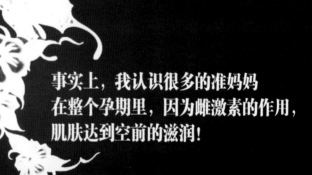

事实上，我认识很多的准妈妈
在整个孕期里，因为雌激素的作用，
肌肤达到空前的滋润！

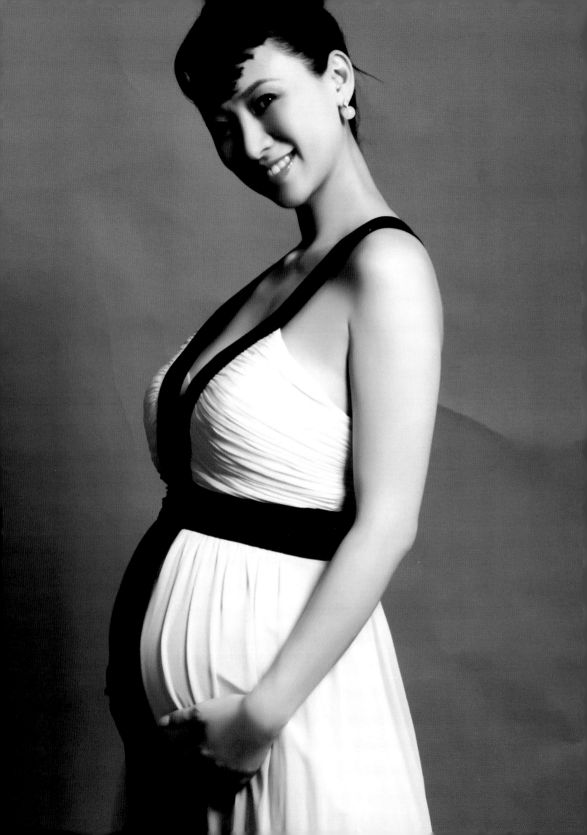

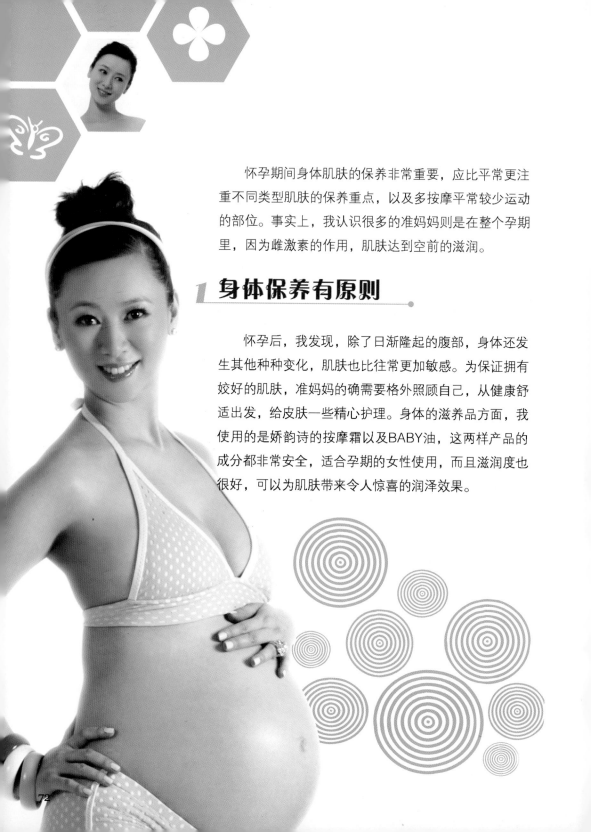

怀孕期间身体肌肤的保养非常重要，应比平常更注重不同类型肌肤的保养重点，以及多按摩平常较少运动的部位。事实上，我认识很多的准妈妈则是在整个孕期里，因为雌激素的作用，肌肤达到空前的滋润。

1 身体保养有原则

怀孕后，我发现，除了日渐隆起的腹部，身体还发生其他种种变化，肌肤也比往常更加敏感。为保证拥有姣好的肌肤，准妈妈的确需要格外照顾自己，从健康舒适出发，给皮肤一些精心护理。身体的滋养品方面，我使用的是娇韵诗的按摩霜以及BABY油，这两样产品的成分都非常安全，适合孕期的女性使用，而且滋润度也很好，可以为肌肤带来令人惊喜的润泽效果。

基础保湿 保湿最重要。你可以使用保湿乳液,以保证在干燥的空气里,皮肤依然能光滑柔软。也可以喝大量的水,来应付怀孕时常见的皮肤干涩现象。如需要工作的准妈妈,办公室暖空调开放的时间长,建议放一个加湿器,增加空气湿度;或者,在暖气房里,用清水喷雾方式增加空气湿度。另外,还可以抽时间到通气的地方,让肌肤透透新鲜空气。

沐浴选择 清水沐浴是最安全可靠的,它不会引起肌肤的任何不良反应,但过多的沐浴会刺激肌肤。你可以选用刺激性小的沐浴液,或者干脆用婴儿沐浴液或沐浴露。虽然准妈妈泡热水澡容易造成胎儿神经管缺损,不过那是在怀孕早期,怀孕晚期可以泡一下热水澡,只要不要泡太久,水不要太热,也有助腿部的肌肉放松及收缩。

细节清洁 除了身体大面积的清洗外,还要特别注意小地方及皱褶处的清洁。其中尤以肚脐最容易被人疏忽,所以平常洗澡时可先用棉花棒蘸点婴儿油或乳液来清理肚脐的污垢,使污垢软化后再轻柔洗净;通常无法一次清除干净,这时不要太过勉强,以免因为用力过度而伤害肚脐周围的皮肤,造成破皮出血,这样反而容易引起感染,对准妈妈及胎儿造成严重伤害。

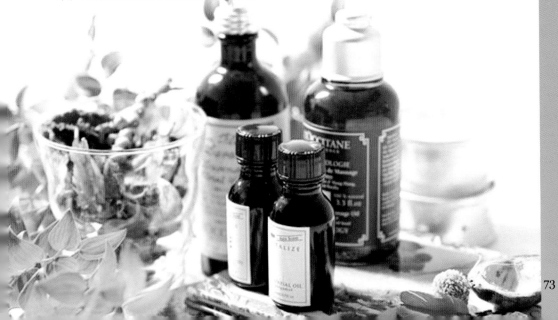

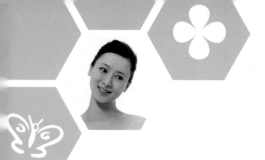

及时阻击妊娠纹

相比起脸部，准妈妈身体的变化更是惊人。几个月来，"身体吹气球"的过程，会让身体的曲线和肌肤产生巨大变化。妊娠纹就是准妈妈最不愿看到的，因为妊娠纹一旦出现，就很难彻底消除。

美容专家认为只要适当做一些预防，可以缓解甚至消除妊娠纹现象。避免妊娠纹出现，就要让肚子在孕前变得很有弹性，成为宝宝生长的最好温室。首先要注意锻炼身体，经常为腹部做做简单的按摩。同时还要多吃富含蛋白质、维生素的食物，补充胶原蛋白，来增加皮肤的弹性。此外，怀孕前，很多女人一直在辛苦地维持身材，一旦怀孕，就肆无忌惮地大吃大喝，这是无论如何也不能允许的。千万别以为当了准妈妈就可以放纵吃喝，体重增加过快或过多，都会导致妊娠纹的产生。只增体重、营养不多的快餐和油炸食品最好还是少吃，准妈妈应该多吃含有维生素C的蔬菜，帮助减轻色素沉淀，淡化纹路。

孕期瘙痒提示：

孕中期以后，胸部、腹部、下肢会比较敏感，严重的还会发生皮疹——红色的丘疹。由于痒得厉害，常常被抓破，渗出血痕，结痂，称之为妊娠痒疹。此时，更应穿棉制品内衣，化纤衣物会刺激皮肤，使症状加重。还应注意皮肤的清洁，不用碱性浴皂，切勿抓破皮肤，以防继发感染。瘙痒严重的，可以用炉甘石洗液，可起到止痒的作用。

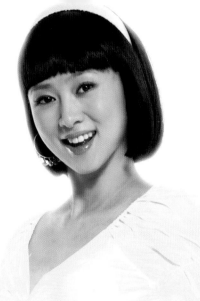
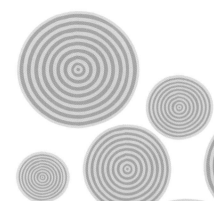

孕纹保养分享

从怀孕的第三个月开始，我都会按照专家的指示：一边涂抹妊娠霜一边对宝宝说话。这个习惯可以一直保留到生产前。在美丽同时促进和宝宝的沟通，何乐不为呢？可以说，这就是胎教中的对话胎教。

怀孕期间，我会每天早晚使用一些含有安全滋润成分的护肤品或针对妊娠纹的乳霜，配合轻轻按摩让产品完全吸收，就能很好地预防妊娠纹出现，帮助皮肤弹力纤维不被撑断。对美容品牌不信任的准妈妈不妨尝试使用橄榄油或牛果油按摩这些部位，抑制身体纹路产生的效果也很出色。此外，早上8点到中午12点是皮肤最有活力的时候，在这个时候进行妊娠纹预防护理会更加有效。

容易产生妊娠纹的部位就是平常容易发胖的部位，包括：腹部、腰部、臀部、大腿内外。要特别注意加强监督。孕妈妈们的皮肤通常会变得干燥，冬天怀孕的准妈妈，大肚子还可能觉得瘙痒。干燥会造成肌肤被拉扯的感觉加剧。所以，妊娠霜或身体乳的选择，一定要具备很好的保湿滋润功能，最好还能添加胶原蛋白增生成分。专业人士甚至建议这种保养一直持续至产后三个月，因为有一部分人的妊娠纹会在产后出现。

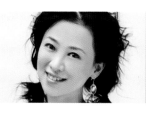

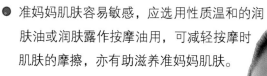

BOX：

孕期可以做身体按摩吗？

　　按摩的作用，主要是借着按压的动作，促进血液循环、减少不适感觉、舒缓压力以及增强抵抗力。按摩专家给准妈妈们提供了一些贴士，分享如下：

- 准妈妈们多睡眠欠佳，若睡前按摩，有助松弛神经，酣睡入梦。
- 准妈妈肌肤容易敏感，应选用性质温和的润肤油或润肤露作按摩油用，可减轻按摩时肌肤的摩擦，亦有助滋养准妈妈肌肤。
- 按摩时力度要稳定，不要时重时轻。
- 怀孕前期三个月及产前一个半月，按摩时力度不宜太强。
- 身体某些部位，如乳房、腹部、背部、小腿后肌及足踝等，都不要大力按摩。
- 若有并发症或其他疾病，例如皮肤病、心脏病、哮喘及高血压等，都不宜按摩。

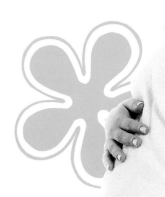

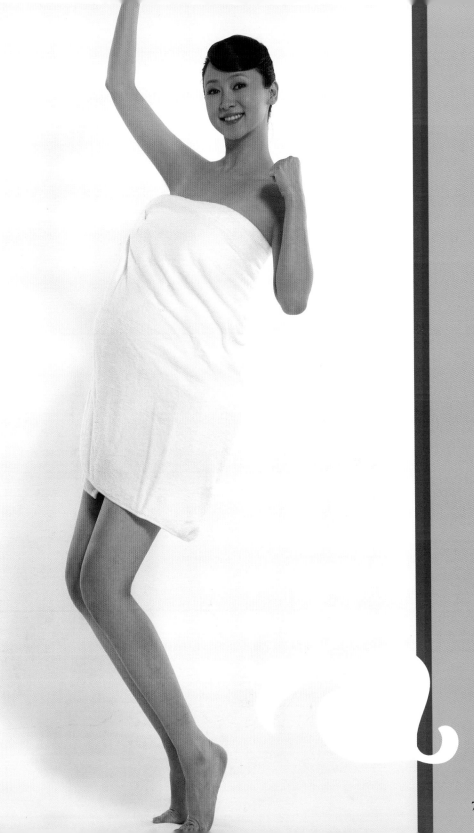

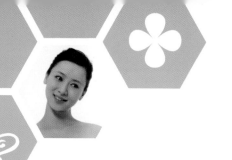

孕期舒缓按摩

颈部僵硬 随着肚子越来越大，为弥补不平衡的现象，准妈妈的站姿及坐姿都出现异于平常的变化，她们会将头向前、腰向后，致使头部、脚及胸部肌肉特别容易疲倦。风池穴位于头颈后发脚两侧的凹陷位，用拇指及食指，以打圈方式按揉这位置，或轻轻捏起指间的肌肉，做10~20次，可改善颈部的僵硬状况。

呼吸不畅 胎儿重量对准妈妈肺部造成压力，按摩准妈妈前胸，双手沿准妈妈胸前向肩部横扫，来回数次，有助准妈妈呼吸畅顺。

手部麻痹 准妈妈循环系统不如常人，手部按摩能助准妈妈增加手部血液及淋巴腺的循环。搓搓手掌，然后用手指从手腕部位向逐个手指拉向指尖，在搓搓每个手指，搓到指尾时稍稍加压。

腿部水肿 宝宝逐渐成长会压着准妈妈淋巴循环系统，容易出现下肢水肿现象。加上准妈妈小腿容易抽筋。适度按摩有助准妈妈将积存腿部的水分循环，减轻水肿现象，同时轻按小腿，可舒缓肌肉不适减少抽筋现象。双手拇指从小腿向上推。然后，以两手掌围着腿部来回推；双手握腿，由足踝向上搓揉；捶捶脚面，在每个趾缝位向趾尖轻搓，然后轻拉脚趾。

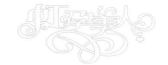

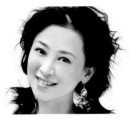

BOX：
出现了静脉曲张怎么办？

一般静脉曲张治疗，常说要用力从脚踝到大腿的方式由下往上的方式按摩，把下肢阻塞的栓子"推掉"，但对于循环不良的准妈妈来说，若栓子推掉了，可能会阻塞其他小血管，严重可能造成心肌梗死，因此建议准妈妈们一定要每天按摩脚，但要轻轻按，不能太用力哦！

穿弹性袜是治疗脚的静脉曲张保守疗法的首选，但准妈妈只能穿"预防性弹性袜"，压力只能在"5磅"以内，否则压力太大对胎儿有害，而穿一般弹力较强的丝袜也行，但千万不能穿裤袜，高度最高只能到大腿，否则压迫到骨盆腔，准妈妈和胎儿都不舒服。

BOX：
关于孕期香熏精油的选择

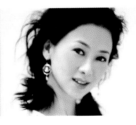

国外研究表明，准妈妈要尽量少用香熏美容护肤，尤其是怀孕三个月内的准妈妈应避免使用任何精油，迷迭香、薄荷、百里香、丁香、薰衣草、杜松、鼠尾草、洋柑橘是整个孕期必须避免使用的精油。因为香精油对胎儿的发育没有什么好处，还可能使胎儿流产。怀孕三个月后，准妈妈也要慎重选择香熏产品：柠檬、天竺薄荷、柑橘、檀香木可于怀孕12个星期后使用，而茉莉、玫瑰则要在怀孕16个星期后才能使用。

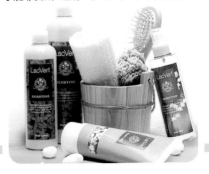

孕妈咪适宜的精油

玫瑰 适合干性、缺水和敏感性肌肤
美容疗效：淡化细纹，保湿，促进细胞再生，美胸，消除黑眼圈、妊娠纹及疤痕，美白皮肤。
情绪疗效：催情，抗忧郁，舒解压力，愉悦心情。

茉莉 适合敏感、干燥肌肤
美容疗效：保湿，改善敏感肤质，消除妊娠纹及疤痕。
情绪疗效：催情，舒解压力，促进活力。

橙花 适合干性、敏感性及成熟肌肤
美容疗效：美白，保湿，改善敏感肤质，消除妊娠纹及疤痕，促进细胞再生。
情绪疗效：催情，安抚沮丧心情，抗忧郁，安眠。

肉桂 适合油性皮肤
美容疗效：预防皱纹，治疗青春痘，减肥。
情绪疗效：抗忧郁，安抚沮丧心情，增加情欲。

香茅 适合油性、敏感肌肤
美容疗效：净化皮肤，改善敏感肤质，调理油性皮肤。
情绪疗效：驱除沮丧心情，愉悦心情。

广藿香 适合一般皮肤
美容疗效：收敛毛孔，治疗青春痘、皮肤炎、疤痕、皮肤过敏。
情绪疗效：平抚沮丧心情，抗忧郁。

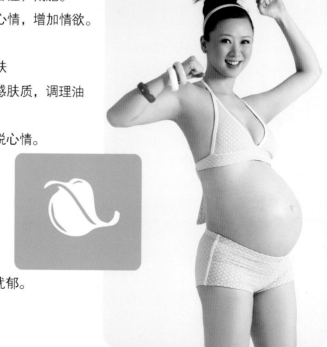

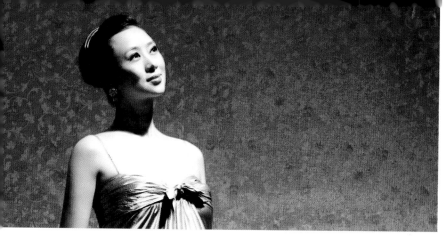

② 胸部护理最关键

　　胸部的坚挺，是成就准妈妈好身材的关键所在。很多女性在怀孕后罩杯都会升级，但可惜的是，胸部在哺乳后会恢复原来的CUP，而且会变得容易下垂，这是胸部缺乏弹性的表现。在哺乳期间，自然不能在胸部涂抹塑胸产品，但可以在这个时期多多补充蛋白质和胶质，比如多吃猪蹄和牛筋，饮用胶原蛋白饮品。此外，还可以配合一些提拉胸部的简单的瑜伽动作，让胸部变得更加健美。适宜地使用胸部肌肤滋润产品也是很不错的选择，通过对自己的加倍宠爱，可以让准妈妈们更加爱自己，心情也会舒畅起来。在这里，我使用的是娇韵诗的胸部护理系列，分为早晚两种，乳状和者喱状两种形态交替使用，让我常常在浴室中为对自己的这般小宠爱扬扬自得起来。

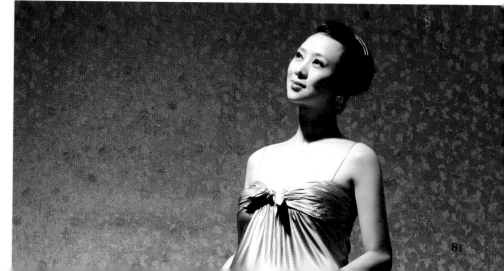

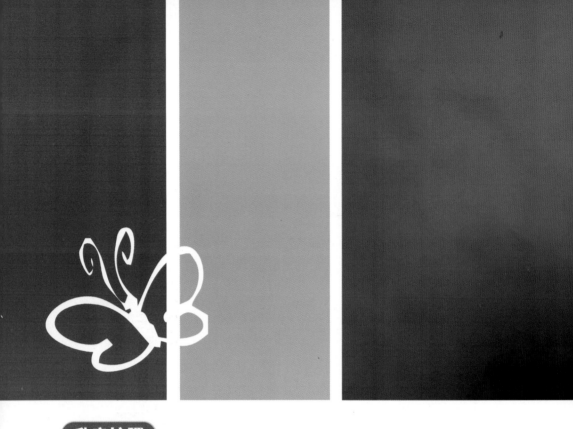

乳房护理

怀孕期乳房在体内激素的刺激下发育增大，准妈妈常有触痛、胀等不适感。此时，穿戴合适的乳罩可达到满意的效果。

● 穿戴乳罩支托乳房，避免乳头与衣服接触，可减轻不适，维持正常而又美观的乳房外形。

● 若不用乳罩支托，孕期的乳房外形则容易改变。合适的乳罩应该具备可以随意松紧的特点。随着胸围的增大，乳罩大小需要相应调整；乳罩支持乳头所在的正确位置应是乳头连线在肘与肩之间的水平位，防止乳房的重量将乳罩往背部方向牵拉。

● 计划母乳喂养的准妈妈，不主张使用肥皂和酒精来清洁乳房。乳房护理应该暴露于阳光空气中进行。每天准备干净毛巾和温水清洗乳房，擦洗时切勿造成乳头的刺激感或酸痛。

● 出现异常时，如异样疼痛和外形改变，应该及时看医生。切不可自己无把握地乱治，导致胸部健康受到很大影响。

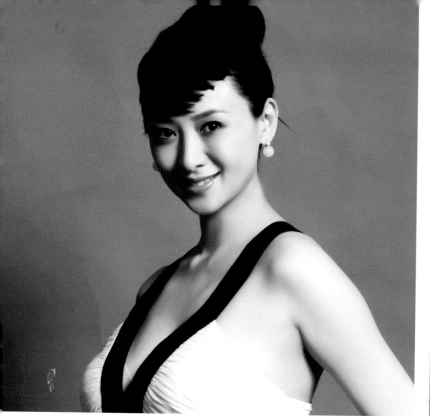

乳腺护理

　　怀孕后，积极促进乳腺发育，养护乳房肌肤，这是分娩后能够顺利为宝宝进行哺乳的第一步。

● 经常用温和皂水擦洗乳晕和乳头皮肤，并将皮肤皱褶处擦洗干净。这样，不仅可以保持乳房卫生，还会使肌肤逐渐变得结实耐磨，日后经得起宝宝吸吮。

● 洗浴后正确按摩乳房。用热毛巾敷盖乳房并用手轻轻地按住；将乳房擦净后撒一些爽身粉，并用涂有爽身粉的手指从乳房四周由内向外轻轻按摩；用手指腹在乳房周围以画圈方式轻轻按摩；轻轻按住乳房并从四周向乳头方向轻轻按摩；拇指和食指压住乳晕边缘，再用两指轻轻挤压。

● 乳房较小的准妈妈，孕期切不可使用丰乳霜；乳房较大的准妈妈，也绝不可以使用减肥霜。这两种用品中都含有一定的性激素，随意使用会影响乳腺的正常发育。

乳头护理

未经过吸吮的乳头皮肤较为脆弱，孕期进行乳头护理对分娩后顺利进行母乳喂养非常重要。

● 经常用干燥柔软的小毛巾轻轻擦拭乳头皮肤，这种刺激可增加乳头表皮的坚韧性，避免在宝宝吸吮时破损。

● 怀孕4~5个月起，经常用温和皂水擦洗乳头，清除附在上面的乳痂，并在乳头上涂上油脂。

● 每次洗澡后，先在乳头上涂油脂，然后用拇指和食指轻轻抚摩乳头及其周围皮肤；不洗澡时，先用干净柔软的小毛巾擦拭乳头，然后采用以上方法按摩。

● 孕妈妈注意不留长指甲，以防做乳头按摩时损伤皮肤，引起不必要的感染。

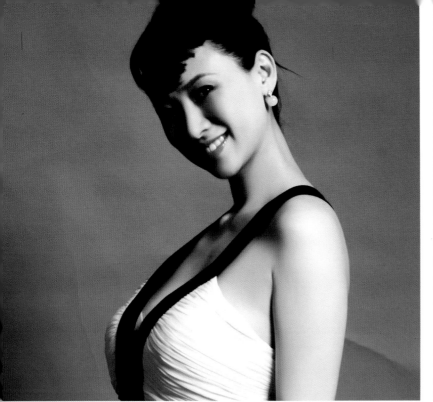

BOX：　如何加强乳房弹性呢？

　　想要避免孕期胸部的自然松垮，最重要的便是加强乳房肌肤的弹性和韧度。可以采用一些快速而简便的方法：

- 背挺直，抬头挺胸，身体站立，双肘紧贴两侧，腋下各夹一本书，手臂弯曲平伸，掌心向上，接着将前臂往外水平伸展，上臂紧贴身体，保持此姿势10秒钟，动作重复1次。

- 嘴唇拉开，呈微笑状，这个动作可收缩颈部的大肌肉，刚强胸部组织，提高弹性，以提供更好的支撑效果。重复15次，乳头会随着每次的肌肉收缩而显得高挺。

- 维持胸部的紧实，可将双手抬高，于鼻前合拢(十指夹紧)，手和肘部保持水平状，接着用力击掌(手持平、指夹紧)。此动作重复10次，这时你会感到胸部也随之运动。此练习可同第二步骤同时做。

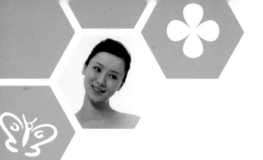

3 加倍呵护美手足

准妈妈因荷尔蒙的改变，身体常会变得跟以往有些不同，其中处于末端的手部和足部更是需要我们的加倍呵护。所以，我建议大家从怀孕开始们就应着手肌肤细节的保养计划，而且要持之以恒，每天实行，才能达到最大效果。此外，应避免过度激烈或可能影响身体状况的保养程序，并同时做好清洁、调理的工作，亦即去除过多油脂，保持适度的润泽，适度按摩、维持肌肤正常新陈代谢速率，才能让手足随时处于最舒适的状态，并将肌肤的伤害程度减到最小。另外，还可以抽时间到通气的地方，让肌肤透透新鲜空气。

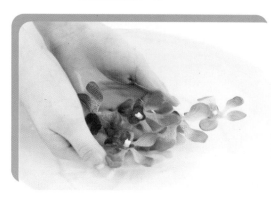

手部肌肤

许多准妈妈常忽略手部的保养，其实我们更应趁着孩子未出世前，保养出一双柔软的手，不但可给予宝宝最舒服的触感，还能让自己远离手部粗糙、龟裂的烦恼。身处于时尚圈中，我深深知道，其实，手比脸更容易出卖一个女人的年龄。如果双手润滑，健康，护理得当，它们就会充满自然的活力，即使是最普通的握手也可以感觉到。照顾好你的双手，你将把力量和爱传递给每一个你触碰过的人。

手部粗糙时，我会使用滋养去角质凝露快速还双手一个"清白"。方法是在晚上清洁双手后，在手上涂一层滋养去角质凝露，配合轻轻地拍打，然后洗净。再在手上涂上两层护手霜或橄榄油，戴上一次性手套或纯棉手套，加上热度适中的热毛巾热敷，让护手霜完全渗透到手部皮肤里，15分钟后，你会发现皮肤马上变得特别细腻。娇韵诗的手部护理产品滋润性高，天然的成分还有好闻的淡淡香气，是我在孕期手部护理的首选。

护手要点　　手背接触阳光的概率要比手心高许多，而且手背远没有手心耐晒。白天涂抹防晒霜，晚上涂上润手霜后，双手相互做按摩，从手背捋到指尖，再从指尖捋到手背，柔软手指的效果相当好。

护理推荐　　准妈妈们在家的时间往往会做些家务，这会让手上的油分散失，而含油脂多的香皂或是含油量高的洗面奶，却会令双手立即滋润。去角质的磨砂膏也是护手的小帮手。先用温热水浸泡双手，再用磨砂膏在手指上轻轻按摩几分钟，最后涂抹上润手霜，双手会非常细腻滑润。保湿喷雾喷在手上，拍一拍帮助它吸收，再涂润手霜，补水滋润的效果非常好，经常这样做，长倒刺的几率都降低了。

足部肌肤

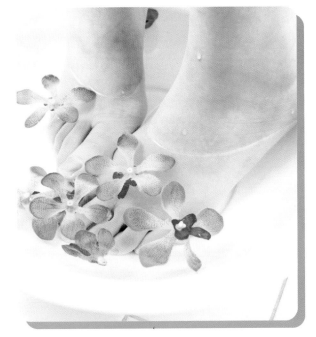

　　足部的保养对于准妈妈们来说也是非常重要的！尤其是我的背部曾经受过伤，在怀孕的后几个月里，我越来越意识到这一点，鞋子换了一双又一双，脚底还常常酸痛。为此，我很烦恼。

　　医生向我解释，被称为人体第二心脏的脚，在怀孕后的负担可不轻，不仅要支持准妈妈增加的体重10~14.5公斤，因为怀孕而导致脊椎前弯、重心改变等问题，也会使准妈妈颈、肩、腰、背常常酸痛，脚更不堪重负，足底痛时有发生。此时，适当的足腿部按摩的确能够起到令准妈妈精神放松，舒缓怀孕时的紧张和不适的作用，但一定要在专业人士指导下选择合适的手法和部位。一般是不主张对准妈妈的足部反射区进行按摩的。

护足要点　鞋子的选择很重要，除了尽量穿质软、低跟的鞋子外，常用滋养油润泽脚底也很重要。可选择足部专用滋润霜或橄榄油，在晚上睡觉前涂在脚底，穿上棉线袜，让热气帮助毛细孔张开，油分被吸收而双脚皮肤变得柔软光滑，第二天起床后用浮石摩擦长趼部位，最后用温水洗净，一周一次。吃剩的果皮也是不错的美足品：用柠檬皮、西瓜皮或小黄瓜这些富含维生素C的蔬果摩擦脚面，可使肌肤柔嫩、白皙。此外，LOCCITANE的足部护理系列也是不错的选择，它的芳香天然成分会让你的心情很快就随之放松下来。

护理推荐　每天滋润清洁，每天晚上泡泡脚，在水中放点适宜准妈妈使用的浴盐或精油（根据孕期不同阶段选择不同类型的精油，详情参见P79），清洁、舒缓、促进血液循环，功效全在里面了；用浮石或磨砂刷摩擦死皮时，一定先泡脚，否则会搓伤皮肤；去除硬皮的秘密在于每天摩去一点，不是企图一次摩平，那样肌肤可要承受被搓伤的痛苦；洗脚后马上涂抹护肤乳液，并轻轻按摩促进皮肤尽快吸收。用柠檬皮搓揉脚面，皮肤会变得柔软，夏日白天出门前穿上漂亮的凉鞋，双脚也要适当涂抹防晒霜，可防止皮肤晒伤。

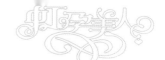

足部护理提示：

在孕期，许多爱美的准妈咪觉得自己走路不好看了，腿变粗了，脚也肿了。我也有同样的烦恼。其实，在孕初期早做预防，是完全可以避免的。准妈妈可以这样做：

● 怀孕3个月后要开始穿宽松、舒适的鞋，前后留有1厘米余地。鞋底防滑，鞋后跟以2厘米高为好。平时保持坐姿时，可将双脚相对放高，这样可减轻脚浮肿带来的不适感。

● 准妈妈容易出现小腿和脚部肌肉抽筋等情况。护理应注意：弯曲脚掌以放松肌肉——尽量把脚跟前伸，同时把脚指往回收。手指用力按摩肌肉也很有帮助。白天多做体育锻炼可以增进血液循环，另外应该大量喝水。如果抽筋现象频繁发生，建议服用一些高钙脱脂的奶制品和一些含钙的保健食品。

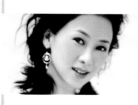

BOX：
孕期可以做足疗吗？

足疗可以促进身体的血液循环，对身体是有很大益处的。但是很多网友都会说，怀孕期间最好不要做足疗，否则会有流产的危险。于是，我特意咨询了医生关于孕期足疗的问题。通常情况下，尽量减少足疗的次数，一旦要做足疗的时候，一定要找专业的足疗店，然后对你的足疗师说明你现在是在孕期，千万要求他不要按你的有关妇科的所有穴道。这样，不但可以享受足疗带来的愉悦，也可以确保宝宝的健康。

当然，每个人的体质不一样，在决定做足疗前，一定要咨询专业的医生。

精致指甲

　　对于准妈妈们来说，孕期指甲健康是非常关键的，要依靠生长区域和根部的充分营养和足够清洁。孕期由于体内激素变化的关系，指甲生长周期很快，因此，一定要勤加修剪，以免积聚病菌。化学美甲产品的介入在这个阶段应该是被完全禁止的。但是，准妈妈们的美丽之旅却不会由此终止。和一些专业人士的交流，让我获得一些关于孕期安全美甲的信息提示，在这里，就让我们共同分享：每天，用软指甲刷清洁并按摩指甲和指尖。这不仅仅是清洁，还可以促进血液循环。同时按揉双手的指甲（两手相对地按压），可以补充身体经络能量，还可以促进毛发生长。每周可以为指甲做几次额外的特殊护理。先将指甲浸泡在兑柠檬汁的温水中，然后把指尖露出溶液并用刷子轻轻擦洗。再次浸泡一下，之后擦干。用营养油按摩每个指甲，改善指甲干燥脆弱的状况。

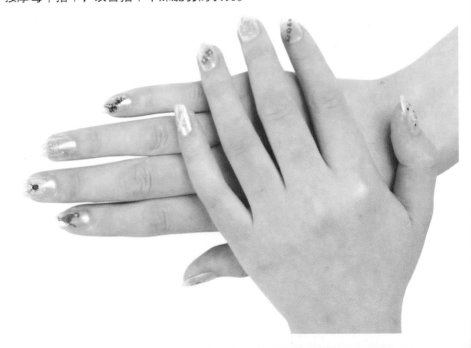

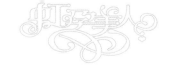

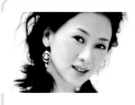

BOX：
准妈妈可以用指甲油吗？

我是一个特别爱美甲的人，还有心要去学这门手艺呢！但是现在在孕期，我必须要牺牲一下我的这门爱好了！

这个如果可以的话一定要尽量避免美甲，以免伤害宝宝。目前市场上销售的指甲油大多是以硝化纤维为基料，配以丙酮、乙酯、丁酯、苯二甲酸等化学溶剂和增塑及各色染料制成，这些化学物质对人体有一定的毒害作用。准妈妈在用手吃东西时，指甲油中的有毒化学物质很容易随食物进入体内，并能通过胎盘和血液进入宝宝体内，日积月累，就会影响宝宝健康。此外，有的准妈妈指甲脆而易折断，往往也是由于涂指甲油造成的。

此外，准妈妈们去医院做产前检查时，尤应注意更加不要涂指甲油，因为指甲的颜色有时需要作为医生诊断参考，如贫血、心脏病等，涂了指甲油就无法作出正确的判断了。

美丽"武装"到牙齿

美丽灿烂的笑容关键来自于健康洁白的牙齿。在孕期中，让我明显觉得异于平常的就是牙龈出血的次数频繁了。这到底是怎么回事？原来准妈妈体内的雌孕激素增多，极易被口腔的细菌及毒素侵袭及感染，加上局部原有的炎症反应，以及牙周组织对致病微生物的敏感性增加，导致孕期牙齿发病率大大增加。

怀孕与牙病并没有直接的关联，怀孕期间牙病发生的原因与平时并没有不同。但是，由于许多准妈妈改变口味而更加喜吃酸甜零食及其他淀粉食品了，因此，要更注意口腔卫生，否则，很容易患龋病和牙周疾病。在孕期，准妈妈们不但应和平常人一样地刷牙，而且还应刷得更仔细，吃完东西后还应漱口、刷牙，这不但不会损伤准妈妈的身体，还会有益于口腔保健，减少或减轻口腔疾病的发生和发展。

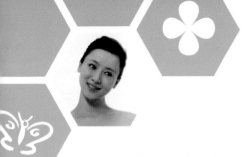

孕期牙齿护理须知

怀孕后，由于内分泌发生变化，可能会导致牙齿抵抗力减弱。准妈妈们如果不能很好地保持口腔卫生，牙齿就会面临各种不适。就我个人而言，对牙齿的美观一直是非常注重的。而孕期的牙齿护理就更加不能马虎了。总结之下，需要注意的有这么几个方面：

饮食均衡 准妈妈在孕初阶段容易挑食，导致偏食后营养摄入不平衡，某些机体需要的养分不能保证，从而抵抗力下降，人体口腔内的细菌就会泛滥，容易引起蛀牙。此时，保持饮食平衡，营养充足是很关键的一环。

口腔卫生 怀孕期间的口腔卫生应该做得比平时更好。一天中很可能会吃很多东西，如果不及时把食物残渣清理掉，蛀牙的机会就会大大增加。所以除了正常的一天三次刷牙外，最好每次吃完东西后，用牙线、电动牙刷或漱口水清理口腔。

营养补充 孕期容易缺钙，不仅准妈妈们会受到伤害，甚至还会殃及宝宝的骨骼发育。在补钙的同时，不妨多到户外散散步，既锻炼身体，又可以通过阳光帮助身体制造需要的维生素D，参与钙合成。除了适量使用含氟牙膏外，还可以在医生指导下多吃些含氟食物。多喝矿泉水，它是氟的天然来源，能够满足人体对于氟的需求量。

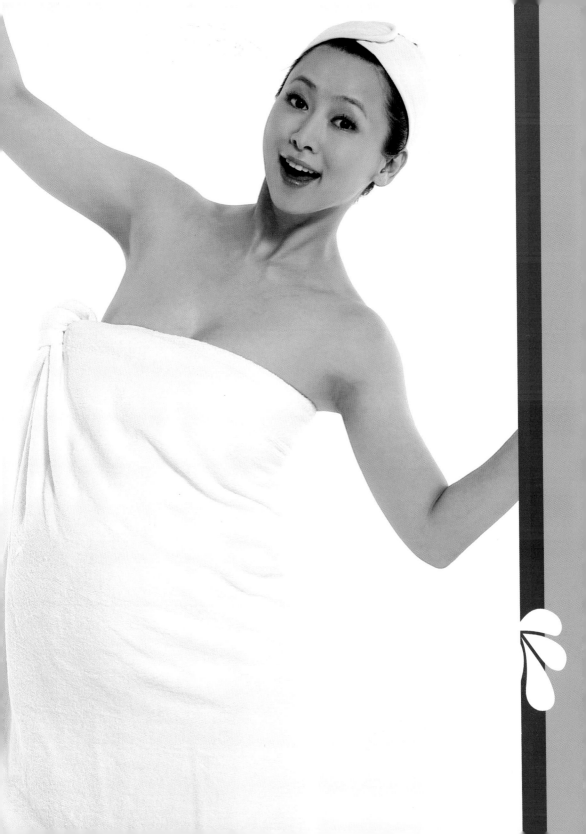

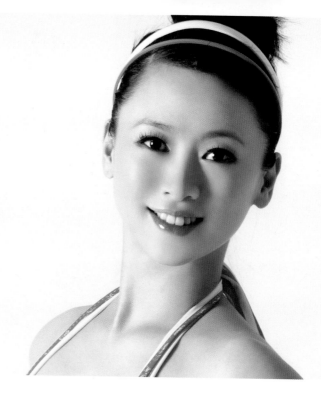

虹式孕期护齿秘诀

　　酸性食物对牙齿刺激较大。因此对嗜酸的准妈妈们来说，牙齿的保养简直是太重要了。在孕期的后几个月里，只要吃完酸性食物后我都会及时用清水多次漱口，以尽量降低牙齿所受的伤害。特别提醒大家，吃了甜食之后也要及时漱口，因为一切甜食入口之后都会变成酸性物质。孕吐现象中倒流的胃酸也会伤害牙齿（尤其是舌侧的牙齿），此时也需要及时用清水多次漱口。

　　在牙膏的选择上，准妈妈们应该尽量避免食用含有药物成分的牙膏、牙粉产品，一般的清洁牙齿产品就可以了。以我为例，从以前到孕期之中我都在使用高露洁的牙膏产品，只是频率有了一些提高。牙刷方面，我使用的是OB电动牙刷。关于这一点，我也向专业牙医咨询过，电动牙刷的刷毛比较软，但有频率很高的震荡，只要准妈妈们不存在体内钙缺乏，就不会造成不良影响，引起牙齿的松动。如果准妈妈们习惯使用普通牙刷，那么就要尽量选择刷毛软，刷头小的牙刷，并且每三个月更换一把。刷牙时，一定要用温水，这样可以减少对牙龈的刺激。此外，准妈妈最好保证三个月做一次专业口腔检查，以避免牙齿出现健康问题。

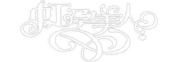

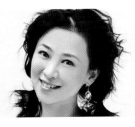

BOX：
孕期的牙齿出血怎么办？

听老人们说每个怀孕的人都会出现刷牙时出血的情况，所以不能使劲刷牙，漱漱口就行了。可是，这样口腔清洁的基本卫生要求能够保证吗？答案是否定的。咨询过专业的牙科医师后，我了解到：牙龈出血是一些准妈妈的常见症状，而刷牙能有效地除去菌斑，减少炎症。所以，准妈妈们不仅不能因此减少刷牙的次数，反而应该增加才行，最好每顿饭后都刷一次。

准妈妈们可能有疑问，本来刷牙就出血，增加刷牙次数岂不是出血更厉害了？我这里向大家推荐一种生理刷牙法：将牙刷的刷毛顶端与牙面接触，然后向牙龈方向轻轻刷，刷牙动作要轻柔，每次刷3分钟。这种刷牙方法如同食物经过牙龈一样起到轻微刺激作用，促进牙龈血液循环，有利于牙周组织保持健康。

BOX：在怀孕期间接受牙科治疗安全吗？

如果必须在孕期接受牙科治疗，最好在怀孕之初就和牙科医生商定一个治疗的具体时间安排。一个负责的牙科医师会根据准妈妈的病情和全身情况安排好治疗方案。一般来说，准妈妈治疗口腔疾病最适宜的时间是在怀孕的第四至第六个月之间。牙科X光片是牙科医生诊断龋齿和其他牙科疾病的重要方式，但一般应避免在孕期拍摄X光片。准妈妈应告诉牙科医生，目前自己正在服用什么药，以免药物之间发生不良作用。最重要的是，不可因牙痛而自己乱吃药，否则会对自己和宝宝的口腔健康和全身健康造成不良影响，而这种不良后果可能会是终生性的。所以，一定要根据医生的处方处理。

Chapter 4

美丽彩妆拗起来

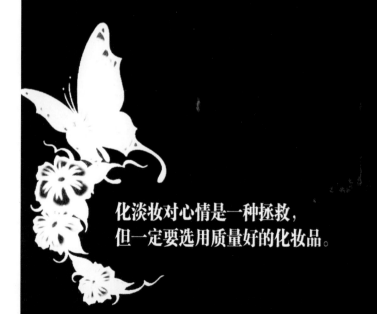

化淡妆对心情是一种拯救，
但一定要选用质量好的化妆品。

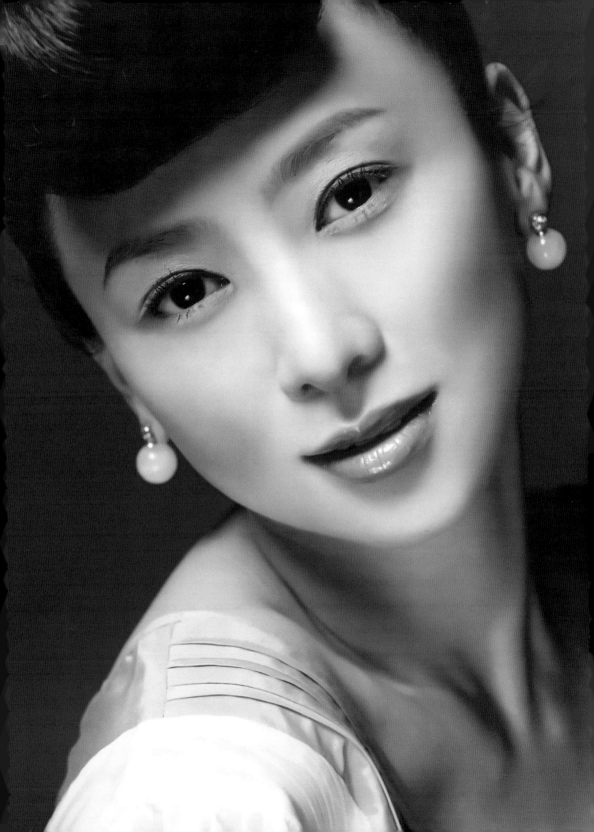

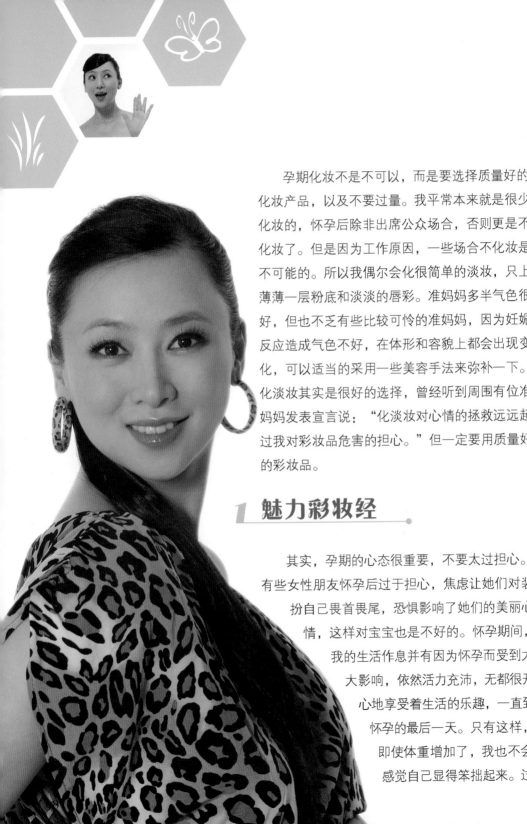

孕期化妆不是不可以，而是要选择质量好的化妆产品，以及不要过量。我平常本来就是很少化妆的，怀孕后除非出席公众场合，否则更是不化妆了。但是因为工作原因，一些场合不化妆是不可能的。所以我偶尔会化很简单的淡妆，只上薄薄一层粉底和淡淡的唇彩。准妈妈多半气色很好，但也不乏有些比较可怜的准妈妈，因为妊娠反应造成气色不好，在体形和容貌上都会出现变化，可以适当的采用一些美容手法来弥补一下。化淡妆其实是很好的选择，曾经听到周围有位准妈妈发表宣言说："化淡妆对心情的拯救远远超过我对彩妆品危害的担心。"但一定要用质量好的彩妆品。

1 魅力彩妆经

其实，孕期的心态很重要，不要太过担心。有些女性朋友怀孕后过于担心，焦虑让她们对装扮自己畏首畏尾，恐惧影响了她们的美丽心情，这样对宝宝也是不好的。怀孕期间，我的生活作息并有因为怀孕而受到太大影响，依然活力充沛，无都很开心地享受着生活的乐趣，一直到怀孕的最后一天。只有这样，即使体重增加了，我也不会感觉自己显得笨拙起来。过去大家都以为准妈妈弱不禁风，比如不能穿吊带衫，怕肩膀受凉，其实那要看是什么季节。进出有空调的地方最好带着护肩，以免肩膀受凉。还有不能用彩妆，觉得化妆品中的化学成分会对准妈妈及宝宝有影响。其实并没有那么多禁忌，妆容方面，粉底、腮红、洗发水以及香水什么的，适量使用都没什么大问题，但一定要选择质量好的彩妆。只是指甲油、烫染发需要避免。另外，口红容易入口，最好也尽量不要使用。专家认为只要选择成分安全、天然的彩妆，准妈妈化妆是没有问题的，因为被皮肤毛孔吸收入体内的化妆品含量其实是非常非常微量的。

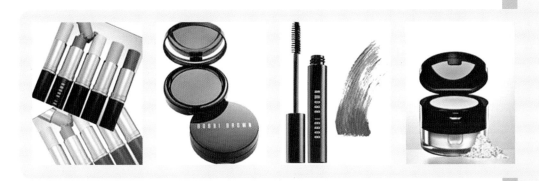

市场上，有些化妆品的质量令人担扰。部分化妆品含有铅、汞、砷等对人体有害的元素，而且部分化妆品含有相当惊人数量的细菌。尤其是大部分化妆品未经有关部门进行安全性的试验。因此，请准妈妈们一定要挑选值得信赖的彩妆品牌。也许因为自己是职业演员的关系，我一直使用M.A.C.、Shu Uemura、Bobbi Brown这些专业的彩妆品牌，其他市场上大品牌也有品质保证，值得大家信赖。

怀孕期间合理运动，对于准妈妈自己以及宝宝的健康防护，要比那些在彩妆护肤打扮上的谨小慎微有效得多！而且，我认为有着美丽心情的美丽妈妈才能孕育出健康的宝宝呀！

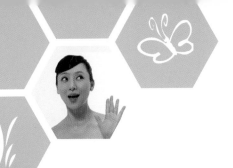

② 裸妆最清新

爱美是女人的天性，在妊娠期也不例外，尽管身体皮肤的变化非常大，但是女性还是想把自己打扮得更美丽。但是，在孕期间化妆可要适当，不能像以前那样为了美而无所顾忌，应精心选择适当的化妆品。否则，肚子里的宝宝就要提意见了！

健康底妆

千万不要省略隔离。用乳液代替隔离霜的认识是错误的。隔离霜是独立的一项产品，它可以在日常保持底妆的持久，隔离紫外线，保护皮肤并改变肌肤质地，保护准妈妈的肌肤避免阳光伤害。尤其是透明粉底妆的粉底极薄，用隔离霜定妆就显得更为重要。

清澈双眸

正常情况下，我们想要改善睫毛的形态，如要临时追求理想效果，可先以五秒钟时间用电吹风吹热睫毛钳，然后将眼睫毛卷曲。不过，孕期就一定要特别注意尽量避免采用这种方法。准妈妈常用电吹风可发生头痛、头晕和精神不振。电吹风吹出的热风中含有石绵纤维微粒，可通过准妈妈的呼吸道和皮肤进入血液，再经胎盘进入宝宝体内，从而诱发宝宝畸形。

鲜亮双唇

对于准妈妈们的美丽打造来说，唇部的妆容是最为有争议的。专家们纷纷指出，如果可能的话，孕期彩妆最好要避免唇妆的部分。我的建议

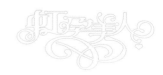

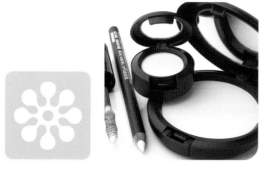 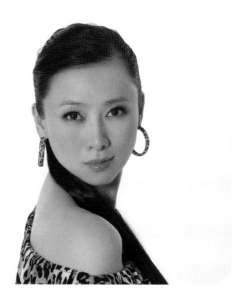

是，准妈妈们如果一定需要描画唇妆的话，最好可以关注一下所选唇妆产品的成分列表，避免有害产品的使用，尽量选择值得信赖的大品牌，如Dior、Chanel、Givenchy，等等。用天然的润唇蜜滋养唇部，也是不错的方法，不但可以提亮嘴唇，还可以防止干燥。

完整卸妆

从肌肤护理的专业角度上考虑，其实我依然推荐在孕期的前三个月准妈妈的肌肤应该处于相对干净的状态。之后，虽然可以在公众场合化一个简单的妆容，但化妆品选择要以无香料、低酒精、无刺激性霜剂或奶液为最佳。另外需要注意的是，化妆品经过汗液的刺激或阳光的照射，会引起肌肤的不良反应。因此活动结束后，最好尽快用卸妆产品完整清洁面部肌肤，不然由于污垢堆积而导致肌肤出现过敏，那时造成的伤害就会严重很多了。

切记一定要彻底及时地卸妆，最好选用专业的卸妆油，以免带来更多化学伤害。

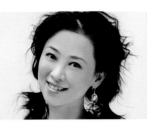

BOX：
为什么准妈妈要尽量少涂口红？

口红是由多种油脂、蜡质、染料和香料等成分组成的，这些成分都较易引起过敏，尤其是对准妈妈。其中油脂通常采用羊毛脂，是一种从洗羊毛液中回收和提炼而成的透明的膏体。羊毛脂既能吸附空气中各种对人体有害的重金属微量元素，又能吸附进入宝宝体内的大肠杆菌等微生物，同时还有一定的渗透作用。准妈妈涂抹口红以后，空气中的一些有害物质就会吸附到嘴唇上，并在说话和吃东西时，随着唾液进入人体内，使准妈妈腹中的宝宝受害。因此，准妈妈最好不涂口红，尤其是不要长期涂口红。

如果在一些特殊场合，礼貌要求必须涂抹的话，在说话时请务必多注意，用餐时一定要卸掉，活动结束后马上卸妆，以避免对身体和宝宝造成危害。

BOX：哪些成分不适合准妈妈？

怀孕期间，购买彩妆品一定要仔细阅读说明书，还要关注成分。精油类产品在怀孕期间要慎选，购买含精油成分的护肤品前一定要咨询专柜小姐，看成分是否为准妈妈适用。在早孕期，也就是大约前三个月内，宝宝是最不稳定的。因此，在这一期间，对于护肤品和化妆品等的使用要多加注意一些。在怀孕期间，对化妆品的选择主要是要注意含铅量，尽量选择含铅量低的化妆品。孕期禁用含有维他命K、维他命A酸及其他维生素A衍生物的化妆品。另外，准妈妈绝对禁用口服A酸、口服抗生素和口服类固醇，至于外用A酸，有的医生说安全，有人则反对，为安全起见，我建议准妈妈最好谨慎使用。如成分表里有"Vitamin A Acid"、"Retinyl Palmitate"与"Adapalene"字样，就代表其含有A酸或A醇，准妈妈最好不要用。

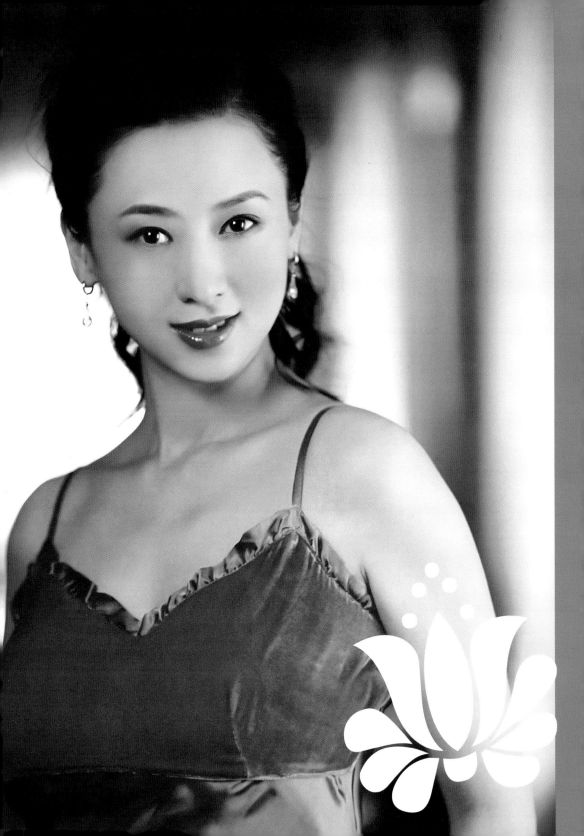

Chapter 5

美丽孕装穿出来

精心规划好你的孕期时尚计划，
优雅自然、漂漂亮亮的美足十个月！

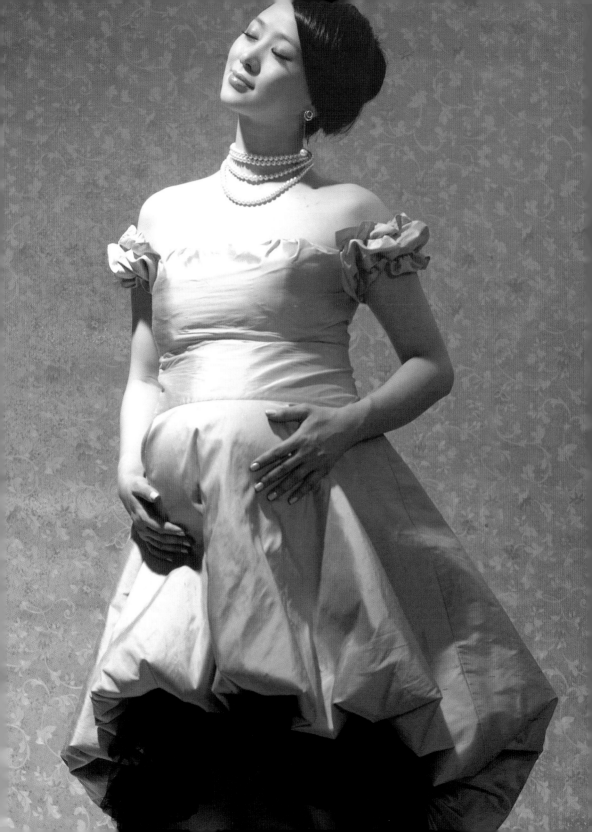

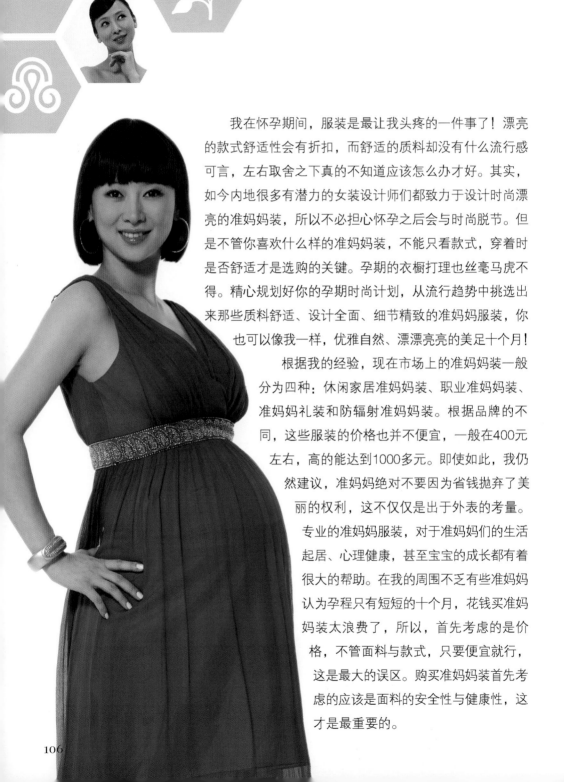

我在怀孕期间，服装是最让我头疼的一件事了！漂亮的款式舒适性会有折扣，而舒适的质料却没有什么流行感可言，左右取舍之下真的不知道应该怎么办才好。其实，如今内地很多有潜力的女装设计师们都致力于设计时尚漂亮的准妈妈装，所以不必担心怀孕之后会与时尚脱节。但是不管你喜欢什么样的准妈妈装，不能只看款式，穿着时是否舒适才是选购的关键。孕期的衣橱打理也丝毫马虎不得。精心规划好你的孕期时尚计划，从流行趋势中挑选出来那些质料舒适、设计全面、细节精致的准妈妈服装，你也可以像我一样，优雅自然、漂漂亮亮的美足十个月！

根据我的经验，现在市场上的准妈妈装一般分为四种：休闲家居准妈妈装、职业准妈妈装、准妈妈礼装和防辐射准妈妈装。根据品牌的不同，这些服装的价格也并不便宜，一般在400元左右，高的能达到1000多元。即使如此，我仍然建议，准妈妈绝对不要因为省钱抛弃了美丽的权利，这不仅仅是出于外表的考量。专业的准妈妈服装，对于准妈妈们的生活起居、心理健康，甚至宝宝的成长都有着很大的帮助。在我的周围不乏有些准妈妈认为孕程只有短短的十个月，花钱买准妈妈装太浪费了，所以，首先考虑的是价格，不管面料与款式，只要便宜就行，这是最大的误区。购买准妈妈装首先考虑的应该是面料的安全性与健康性，这才是最重要的。

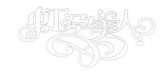

质料舒适才完美

对准妈妈们来说，纯天然质地的准妈妈装是最好的选择。怀孕期间皮肤会变得非常敏感，如果经常接触人造纤维的面料，容易发生过敏。所以，衣服材质最好要选择透气性好的天然纤维服装，如全棉或真丝，款式要宽松、穿着要舒适。不宜紧身，更不能把腰带束得过紧，以免使腹部受压，影响宝宝正常发育。因为，在外来压力下，可致宝宝骨骼变形、组织器官发育不良、胎位不正等。同时，也会使准妈妈的体形显得更加笨重。

如果怀孕期间需要工作，那么就需要配备适于工作场合穿着的职业装。最好选择全棉服装，因为全棉服装触感柔软、透气吸湿，即使整天穿着仍具有较好的舒适性和支撑作用。

贴身内衣悉心选

怀孕期间准妈妈的胸部尺寸会渐渐变大，因此需要购买几件足以包容和支撑胸部的文胸。另外，怀孕期间腹部也会渐渐凸出，所以，还需选购一些合身穿着舒服的准妈妈裤。

准妈妈需要选用富弹性的棉质布料，罩杯尺码可增大，适合变化中的体型。后幅的三个活动扣钩设计，方便因体形的变化，而将尺码作适当的调整。宝宝的成长为准妈妈的脊骨带来负担，所以要选择特别剪裁的胸围，如

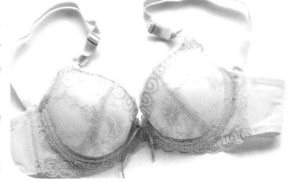

全杯设计和内藏金属钢圈等，有助加强对胸部的承托力。除此以外，内裤的选择亦需要选择有橡筋，具弹性布料制造的生产期用束裤，以加强支持承托宝宝及保护腰背部。不过所选择的质料必须吸汗透气，以保持干爽。为了适应腹部体积的变化，不要购买太松或太紧的束裤。

在怀孕后期，准妈妈的腹壁扩张，变大的子宫会往前倾而使肚子更突出，增加腰部及脊骨的负担，更应选择一些备有加强承托腹部功能的内裤或束裤。

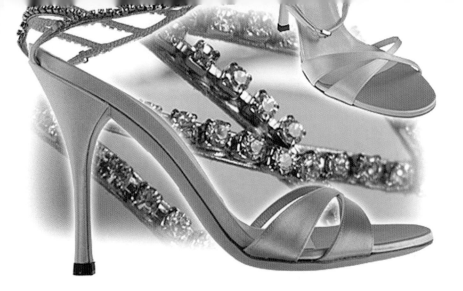
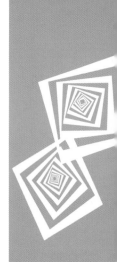

3 鞋子柔软忌高跟

　　怀孕的时候，常有朋友建议我不要总穿高跟鞋。其实我以前就不常穿高跟鞋，怀了孕更少穿了。大家见到的，只是为了整体造型需要，出现在镜头面前的那一刻，我才穿着高跟鞋。但是，在出门时，我肯定是穿平底鞋的，只有到晚会出场的时候，或者面对摄像机的时候，才换上高跟鞋，而且上下场都有工作人员搀扶，还有我先生会尽量陪在身边。

　　孕期穿高跟鞋是被明令禁止的，如果有与我情况类似的准妈妈，在一切场合中不得不穿着高跟鞋出入，也请一定要特别小心。孕期长期穿着高跟鞋更是不足取，骨盆前倾，会压迫腹部空间，不利于宝宝的成长发育。

　　准妈妈们在怀孕期间身体的重量一般增加15公斤左右，走路时对腿和脚的压力就大了许多，重心也发生改变，穿一双不合脚的鞋会使准妈妈感到疲惫，从而影响腹中宝宝的发育。因此，在怀孕期间，尤其是怀孕末期的三个月间，准妈妈专用鞋的需求就显得非常重要了。在选鞋时，除了讲究舒服、保暖，还一定要考虑到足弓的需要。高度2厘米左右，有弹性、用柔软材料做成的宽松的帮面，后跟比较粗的鞋才是准妈妈的最佳选择。

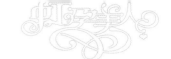

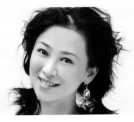

BOX：

准妈妈就要与电脑绝缘吗？

怀孕期间，我偶尔还是会上上网，看看朋友的留言，看看最近的新闻。很多朋友、影迷们都会担心我在孕期还对着电脑。其实大家不用担心，通常需要在电脑前工作的时候，我都会穿着防辐射衣。而且，我还特别注意身体与电脑之间通常都保持在一臂以上的距离。只要控制自己不要在电脑前太长时间，就没问题的。

关于电脑，我想很多职场准妈妈也有和我一样的问题。在身体允许的情况下，职场准妈妈们都是坚持到生产前的几个月才停止工作的，这就不可避免和电脑的频繁接触。据我咨询专家了解到，在电脑前工作可以每隔一个小时出来透透新鲜空气，保证室内通风，电脑边上最好放盆吊兰、芦荟这样抗辐射的花。如果可能的话，为了安全起见，怀孕之后的前3个月，准妈妈们还是要尽量少接触电脑，因为这3个月是宝宝发育最敏感的阶段，器官发育尚未成形，否则，就坚持穿防辐射的准妈妈装吧。

除了电脑以外，手机、微波炉也有辐射，准妈妈尽量减少使用次数，建议手机通话时使用耳机，使用微波炉时应穿防辐射衣。

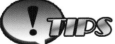

想要检验一款防辐射衣是否真的有效，其实很简单，把手机放在里面，然后拨打看看是不是有信号。如果答案是"你拨叫的用户不在服务区"，那么它就是一款可以信赖的准妈妈辐射护卫衣啦！

Chapter 6

营养美丽吃出来

健康的饮食最好采取少食多餐的方式，一切清淡可口、健脾和胃、富含消化酶的食物是最适合准妈妈们的啦。

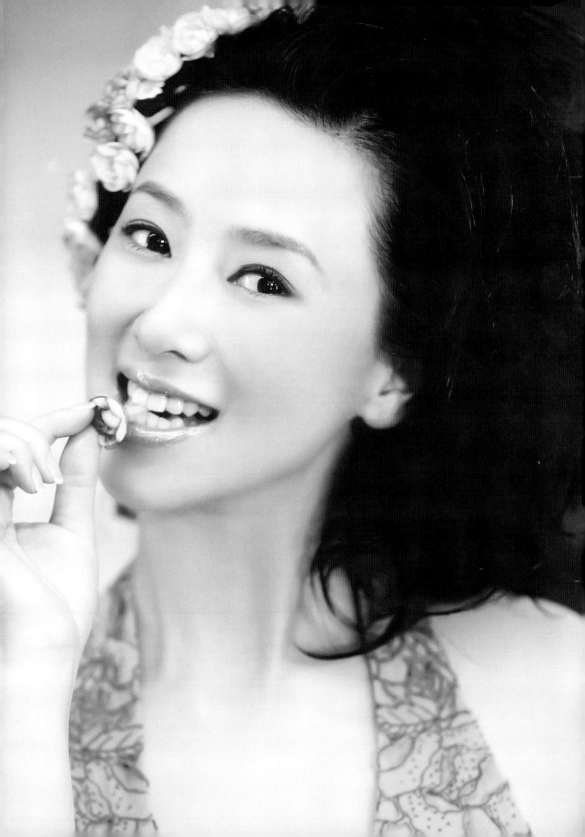

经常被朋友问到的一个问题便是在孕期中呕吐、恶心这些反应的应对方法。其实，孕妇的饮食和营养是十分重要的。早在怀孕初期，我就在营养师、中医师和我先生的专业指导下，根据不同阶段孕妇会产生的生理变化和胎儿对营养的需要，进行了合理搭配的营养规划。也许正因如此，回顾怀孕过程中的点滴，我的孕期似乎特别顺利：怀孕早期有点小小恶心，但是很快这些症状就消失了；体力上可能会比孕前更容易疲惫，但只要睡个好觉，第二天就能恢复过来；有些肠胃胀气的状况，试着在营养师的帮助下改善了饮食，不久症状就减轻了；腹部被过分撑开的确感觉很不适，但经过小心的呵护，肌肤仍然很有弹性；体重的增长没有令人出乎意料，到临盆前恰好是医生建议的11~14公斤……和医生、营养师的定期沟通，向有经验的年轻妈妈们取经，根据体质变化用心调配饮食结构，通过这些细心的孕期营养呵护，让我直到着手整理这本孕期记录的时候，身体状况仍然保持在一种非常健康美丽的状态之中。在这里，我也将自己的一些心得与大家分享，希望可以对那些怀孕期间在营养健康方面无所适从的准妈妈们有所帮助。

作为一个地道的香港人，我的孕期调理自然离不开煲汤了。煲汤浓缩了食材的精华，其营养特别丰富，而且很容易被吸收，特别适合准妈妈们滋补身体。鲜甜的木瓜鱼汤、美味的清爽菜汤，都是我为自己和宝宝补充营养的私家秘方。另外，合格的准妈妈在孕期一定要戒掉那些对宝宝不好的饮食习惯。我钟爱港式奶茶，可是为了宝宝的健康，这一年我戒了。医生告诉我，这类含有咖啡因的饮料在妊娠期间最好都要避免，以免造成不好的影响。至于，那些含有人工色素和化学添加的食物，如果脯、蜜饯等，还是少吃为妙。偶尔吃一点，能够起到开胃作用，促进准妈妈的食欲，但是千万不能过量。孕期的饮食以科学为主，多吃白肉（鱼、虾、鸡等）。鱼肉的料理最好选择深海鱼为原

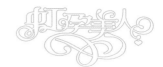

料，如今的污染现象比较严重，而深海鱼类的肉质则会较为营养丰富纯净安全。另外，还要尽量避免刺激性强的食物或调料，土豆、菠菜、海带，这些具有丰富营养矿物质成分的食物在孕期食用时也要适量，最好咨询专业医师意见，以免摄入过量而引发其他的副作用。

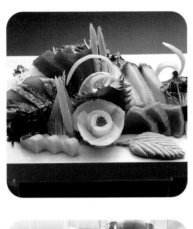
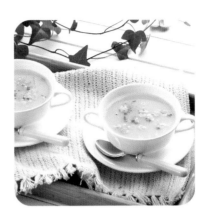
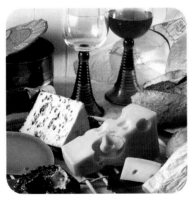
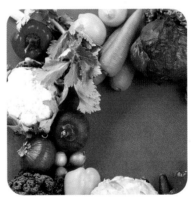

　　说到孕期就不能不提的是孕妇的体态。在我们身边有很多这样的例子，白雪公主一旦为人母，似乎就降级为了仆妇。这使得怀孕在一定程度上变成了一种牺牲——鱼和熊掌不可兼得。其实，我周围也有很多朋友在为人妻母之后仍然保持了娇美的体态，这也是一门精心的学问。经常看到很多孕妇行走姿势变得蹒跚起来，其实，孕妇也完全可以通过训练走路姿势来保持她的体形。我觉得，怀孕期间应在医生和专业人士的指导下适当训练和注意，不营养过剩，注意调节心理，保持自信，多看美丽的照片，多听优美的音乐，非但不会让我们在孕期变得臃肿，反而还是一个难得的机会，展现女人真正的优雅魅力呢！

水果营养孕妈咪

在整个孕期过程中，水果在我的营养菜单中有着无法舍弃的地位。水果具有良好的感官性状，可增进食欲，帮助消化，对维持肠道正常功能及丰富膳食的多样化等方面具有重要意义。尤其在孕期，某些准妈妈由于妊娠反应剧烈，食欲不佳，容易便秘。适量吃些水果，是保证矿物质和维生素供给的重要途径，有利于孕妇的健康及宝宝的成长。尤其是猕猴桃，其丰富的叶酸含量特别适合准妈妈们的营养补充需要，堪称孕期营养王，每天吃一个营养效果就会很好。如果觉得不方便还可以制作成便于吸收的水果汁，一样补充完整营养。然而，与所有的营养补充原则一样，孕期护理的重点仍然在于"适量"两个字，即使是水果也千万不要拼命地进食，反而造成过犹不及的糟糕局面。此外，就是准妈妈的饮食要尽量避免过冷的食物摄入，即使是夏季，为了解暑在冰箱中放置20分钟就可以了，过分贪凉会对身体造成不好的影响。如果感觉营养摄入不全面，还可以考虑服用多效维生素合剂，以起到补充作用，不过，一定要咨询相关医生和营养师的意见。

葡萄 富含铁、磷、钙、有机酸、卵磷脂、胡萝卜素及维生素B_1、C等，孕妇血色不足、血压偏低、循环不好、冬天手脚冰冷，多吃葡萄可帮助改善，更特别的是，如果孕妇有出血现象，葡萄还有安胎作用，而且能帮助胎儿发育。

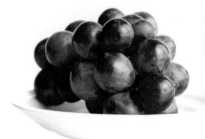

!TIPS

吃葡萄最好不要去皮，这样营养价值会大打折扣。建议将葡萄打成汁喝：先将新鲜葡萄洗净（注意葡萄的蒂要用剪刀剪，不可用拔的）泡盐水，最后以冷开水洗净后打汁，饮用。葡萄子具抗氧化作用，对血液循环不良能有效改善。

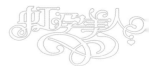

苹果 含有多种维生素(包括A、B、C等)、铁、磷、醣类、果胶、脂肪、矿物质、苹果酸鞣酸和细纤维等。若感到饥饿时，可适当多吃些苹果，对胎儿发育很有帮助。苹果对肠胃功能也具调节作用。

!TIPS

若能连皮一起吃，无论便秘或拉肚子都能改善，为便秘所苦之孕妇不妨多尝试。门诊中常见怀孕妇女气色不好，多与贫血有关，吃苹果可加以改善，所以，苹果又兼具美容效果。苹果的另一项重要功效就是可缓解孕吐，对食欲差、恶心都有不错的缓解效果。

樱桃 所有水果中，樱桃所含的铁质特别丰富，几乎是苹果、橘子、梨的20倍，而且它还含有胡萝卜素(比葡萄、苹果、橘子多4~5倍)、维生素B$_1$、B$_2$、C以及柠檬酸、钙、磷等营养成分，多食用可补血及帮助肠胃功能。

TIPS!

若孕妇食欲不佳，更应积极吃樱桃，对胎儿很有帮助，许多孕妇常吃樱桃，生下的宝宝多拥有一张红润的健康面容。

桂圆 自古被视为果中神品，它含有丰富果糖、蔗糖、葡萄糖、蛋白质、维生素B、C、钙、磷等。和荔枝相比，龙眼比较温和，而且对怀孕六七个月开始出现的水肿很有效。一天吃几颗龙眼或水煎后喝，可有效消除足部水肿。但准妈妈千万切忌，桂圆不可在孕期多吃，否则会引起流产。

!TIPS

如果血色不足或失眠，可每天食用新鲜龙眼或龙眼干(食用量应较少)。有些孕妇怕热，容易盗汗，亦可借由龙眼改善。比较需要注意的是孕妇若有痔疮或便秘时，食用量不可太多。

草莓 含有极丰富的维生素C，可预防感冒。而其中所含果胶和有机酸可分解食物中的脂肪、促进食欲及加强肠胃蠕动。国外还有研究报告指出，草莓可去除体内的重金属。比较有问题的是，草莓清洗比较麻烦，会有农药残留问题。

柚子 维生素C含量特别高，而且果实中还含类似胰岛素成分，有助降低血糖，孕妇患妊娠糖尿病、高血压者可常吃。

西瓜 所有水果中只有西瓜是不含脂肪，多吃西瓜有助利尿、强心，对孕妇缓解水肿有帮助。在怀孕后期食用，还可以帮助排毒。老人总说西瓜是凉物，不宜食用，建议准妈妈在食用西瓜之前不要在冰箱中放置过久。另外，对寒性体制的准妈妈，建议尽量少吃。

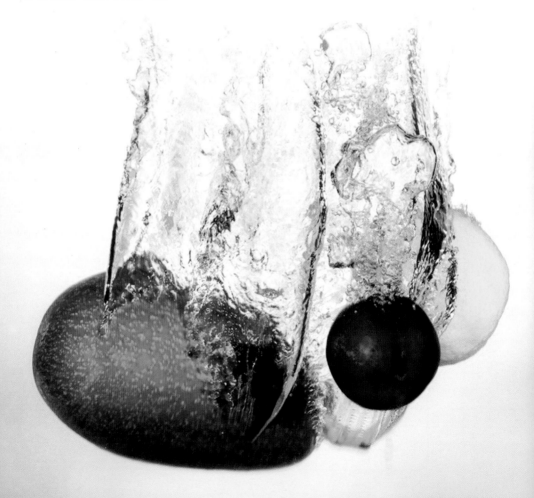

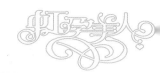

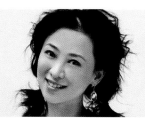

孕期水果实用须知

- 食用水果以打汁方式饮用身体比较好吸收。日常可以多喝柠檬水，在白水中放入几片柠檬，泡服，可以为身体补充丰富的维生素C，夏季还可消暑呢！

- 姜茶是孕期及产后准妈妈很好的健康饮品，可以帮助补充热量，驱寒暖身。此外，姜片用来煲汤，或者煮可乐都是很好的小秘方，可以帮助发汗，缓解感冒症状。

- 选择吃多种综合水果较好，勿单挑一两种，且勿过量。水果的补充，每天最多不要超过200克，尽量选择含糖量低的水果，不要无节制食用西瓜等高糖分水果。

- 西瓜吃过量，对于寒性体质者，容易使子宫过度收缩，最好依自己的身体状况及喜好作适当调节；柿子所含鞣酸容易与铁结合，会妨碍铁的吸收，有缺铁性贫血的孕妇不要吃，而且空腹吃太多，易有呕吐、恶心现象，食用时尽量不要同时吃酸的食物；食用芒果要特别注意，孕妇若有水肿、皮肤过敏现象，最好要限制食用。

- 进食瓜果一定要注意饮食卫生，生吃水果前必须洗净外皮，不要用菜刀削水果，避免将寄生虫卵带到水果上。

- 对于那些非常喜欢吃水果的孕妇，最好在怀孕第24周到第28周时，去医院进行定期血糖测定，随时监控，避免"妊娠糖尿病"的发生。

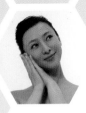

孕期营养DIY

孕早期（1~3个月）

或多或少的妊娠反应令准妈妈们在这个时候往往食欲不振。我的经验是，此时的健康饮食最好采取少食多餐的方法，一切清淡可口、健脾和胃、富含消化酶的食物是最适合准妈妈们的。不要给自己太多的压力，也不必刻意强迫自己食用那些平日不喜欢的食物，如果肠胃由于惯性的不适应造成呕吐，反而会增加流产的可能性。如果此时担心这个阶段营养摄入不够充足，可以及时咨询专业的营养师，他们会给你一些安全有效的建议。

此外，在这个阶段，一切敏感的孕妇如果讨厌牛奶气味可以尝试适量食用脱脂奶粉，或把牛奶放在菜中做成奶汤，或在果汁中加入少量牛奶做成果汁牛奶，既合乎自己的口味又保证营养。如果进食的嗜好有了改变也不必忌讳什么，只要不违背营养原则，按身体的需要去吃就好。就像老话说得那样，多吃些酸的食品可以帮助增进在这个阶段不愠不火的食欲。

营养方：

如果妊娠症状轻微，可以通过食用富含维生素B_6的食物来缓解症状，但切莫多服。如全麦面包、杂粮饭（粥）全谷物食品。睡前喝些牛奶、酸奶，就可以很好地维持血糖浓度，缓解晨间恶心及呕吐的发生。至于淀粉类食品（如膨化食品等）、酒精以及含咖啡因的食物会加重恶心或呕吐发生，最好戒掉吧。

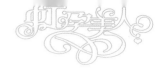

适宜孕早期妈妈的健康DIY

生姜甘蔗汁

原料：生姜2片 甘蔗1条（50 g左右）

做法：甘蔗去皮榨汁，姜刮皮磨成蓉；将甘蔗汁、姜蓉、姜汁混合，并加入一杯水，小火炖30分钟，待温凉后饮用。

提示：在北方可能不容易买到甘蔗，用梨代替也是可以的。如果觉得此道汤的口味过于辛辣，可以在炖煮的时候只放姜汁，不放姜蓉。阴虚火旺、目赤内热、痔疮、糖尿病的准妈妈不宜长期食用生姜。

营养备注：

　　姜，能够促进胃液分泌和消化吸收，散风寒，有很好的止吐功效。甘蔗的甜度可以中和姜的辛辣感觉，组合出港式早茶的温和味道。

美味蛋白饮

原料：豆浆、新鲜或速冻的玉米粒、美国大杏仁、小麦胚芽（烘焙熟的）

调料：木糖醇或白砂糖

做法：将煮熟或蒸熟的玉米粒和豆浆一同放入榨汁机，将玉米粒搅碎后倒出，加入杏仁碎（把杏仁装入保鲜袋，扎紧口，用擀面杖擀碎）、小麦胚芽、少量木糖醇或白砂糖后即可饮用。

提示：这是高品质植物蛋白的大聚会！不同植物食材的蛋白质互补，大大提高了植物蛋白的质量，同时，有助于肠道中的有益菌繁殖。

营养备注：

　　大豆蛋白基本上算是完全蛋白，人体对豆浆中蛋白质的吸收率可达92%~95%，其中含有的大豆卵磷脂有益于神经、血管、大脑的发育和成长；而玉米含有丰富的B族维生素、纤维素等成分促进肠胃的蠕动，与豆腐混合食用后的蛋白质水平近乎于牛肉的蛋白质质量；此外，杏仁中的维生素E的含量超级丰富，蛋白质和纤维素的含量也较其他坚果更高，同时，所含的饱和脂肪比其他坚果低。

孕中期（4~7个月）

在怀孕过程中间的这三个月，胎盘会在准妈妈的肚子里奇妙地完全形成，这个阶段，流产的危险性大大减少。妊娠反应的减轻会让准妈妈们突然有了食欲大增的感觉。我也是在这个时候变得胃口大开，并且有机会静下心来完全体会到了怀孕的幸福。

医生曾经在这个阶段温和地提醒我，唯一能够让你在整个怀孕过程中感受到安定的时期到来了，好好享受吧！怀孕的中间三个月也是补充身体营养的大好时机。但值得注意的是，消化系统的一些问题在这个时期无可避免地会有所加重，这给我也带来了不小的困扰，接踵而至的胀气和水肿，让我觉得自己的身体前所未有地沉重起来，这些隐隐的不舒适感让我在这个阶段的初期无论如何也高兴不起来。然而，在营养师对这个阶段的身体营养补充重点作出调整后，一切都有了改观。我的食谱更加注重在摄入具有能够补充丰富维生素B族作用的食物选择上，充分吸取的营养保证了我和宝宝的身体需要。除此之外，充足的蛋白质、纤维素、水分、消化酶和乳酸菌也会为肠胃功能加足动力。当然，我也没有忘了控制盐分的吸收。

营养方：

有效的解决方案是每餐吃一杯（150 g左右）原味酸奶（用木糖醇代替蔗糖的品种更好）以增加肠内有益菌的繁殖，取代形成废弃的细菌；在医生的建议下，每餐服用复合B族维生素或是消化酶片剂（如乳酶生片），刺激身体正常分泌消化酶。此外，准妈妈们还要改掉边说边吃的不良饮食习惯，避免用吸管喝冷饮，都会有助于减轻胀气的症状。别小看这些生活中的细节，我的经验证实了细嚼慢咽真的会对这个阶段的肠胃功能有所改善。

适宜孕中期妈妈的健康DIY

清爽果蔬沙拉

原料：苹果、芹菜、原味木糖醇酸奶

配料：杏仁碎、小麦胚芽（烘焙熟的）、葡萄干

做法：苹果洗净切小块，芹菜（最好是有机的西芹）洗净斜刀切小块，混合后装盘备用；倒入适量酸奶，搅拌均匀后撒上杏仁碎、小麦胚芽和葡萄干。

提示：也可以根据个人口味替换其他蔬菜和水果，但是柑橘类的水果会造成酸奶中的蛋白质沉淀，因而不宜使用。一次食用水果的食用量最好不超过100 g，一天之内的水果食用量不超过200 g。

营养备注：

  原味木糖醇酸奶加速了有益菌繁殖，相比其他的酸奶品种，糖分和热量更低；苹果中均衡的维生素和矿物质含量是其他任何水果都无法比拟的。它含有的丰富果胶成分具有保护肠壁、活化肠内有益菌和调整肠胃功能（对便秘和腹泻有双向调节的作用）的多重作用；富含矿物质（铁、钾最为丰富）的芹菜，其含有的挥发性芳香油成分能使人食欲大增，此外，芹菜丰富的粗纤维含量，可刺激肠胃蠕动，促进排便，属于"利水"的食材，能消除浮肿。

软润红豆甜糕

原料：红豆、琼脂、红糖和木糖醇

做法：红豆洗净后泡10小时左右（快速方法：将洗好的红豆放入沸水中煮开后关火，盖上盖后泡30分钟）；取适量琼脂用水泡软；将泡好的红豆煮软（水：红豆=2：1），加入泡好的琼脂煮至其完全溶化在红豆汤中；关火前加入适量的红糖和木糖醇并搅拌至完全溶化；马上将热的红豆浓汤倒入模具或保鲜盒中，待温凉后放入冰箱，定型后即可食用。

提示：红豆的消肿利水功能不亚于薏米；红豆和红糖一同使用会提高补血的功能，但是如果你喜欢甜一点的口味不妨用木糖醇代替一部分红糖，以免糖分摄入太多。在哺乳期间食用这道甜品有很好的通乳作用。

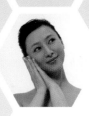

孕晚期（最后3个月）

在怀孕的最后三个月，宝宝非常迅速地发育，我常常会有一种肠胃被肚子里的宝宝挤压得所剩无几了的感觉。矛盾的是，营养师特别强调宝宝在这个阶段所需要的营养却是直线增加的。因此，我们采取的对策是——少食多餐。每日，我大概会安排6餐到8餐，这是非常有必要的。虽然进食步骤变得很琐碎，但是各种营养素却是都不能缺，除增加一定的蛋白质、碳水化合物和必要的脂肪摄入外，营养师还在食谱中补充了各类维生素和矿物质等营养成分，以及富含可以起到强健宝宝骨骼的钙和促进宝宝智力发展作用的多种营养素的食物种类。

在菜单中加入足够避免贫血发生的血红素铁成分是我们这个阶段的营养调理重点。由于我个人的体质会有一点点贫血，而铁质更是胎儿造血的重要原料，因此，在这个期间我就特别注意摄入含铁丰富的食物，如肝、蛋、蔬菜等。营养师说，其实每一个孕妇在这个阶段都会有一定的铁质缺乏问题，所以，准妈妈们的足够营养摄入是非常重要的。当然适量饮食也非常必要，无节制地进食会给自己和宝宝在健康和身材上都带来极大伤害。

此外，一定要在这个时候控制糖分、盐分和饱和脂肪的摄入。调味要尽量清淡，少吃盐和酱油。如果味道太淡造成实在难以下咽，可用果酱、醋来调味。

营养方8:

逐渐改善自己的饮食结构是非常有必要的，从添加乳制品、鸡蛋开始。在医生的指导下，适当地添加营养素补剂往往会事半功倍。

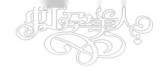

适宜孕晚期妈妈的健康DIY

健康牛肉烩

原料：西兰花、黑木耳、瘦牛肉（牛里脊）、洋葱（少量）

配料：山茶油（玉米油、葵花油、大豆油等均可）、干红葡萄酒、红糖、酱油、盐（最好是竹盐）、鸡精或蘑菇精

做法：牛肉切小片用红酒、红糖、酱油、鸡精、少量盐和黑胡椒腌30分钟；用少量山茶油和洋葱炝锅（热锅凉油），放入牛肉、西兰花；待牛肉变色，加入适量腌牛肉的调料，翻炒均匀即可出锅。

提示：红酒腌牛肉不但可以去腥，还有助于消化，不必担心酒精会在炒制中完全挥发；黑胡椒用量一定要少。

营养备注：

　　西兰花是营养浓度最高的蔬菜，尤其是维生素A和β–胡萝卜素的含量更是所有蔬菜之首；黑木耳的铁含量是同重量猪肝的7倍，经常食用可以防治缺铁性贫血。此外，黑木耳含有的胶质成分，具有洗涤肠胃的作用；牛肉蛋白质含量丰富，含有的大量血红素铁更是对抗缺铁性贫血的佳品。营养丰富的组合充分满足了这个阶段宝宝的营养需要，健康之余脂肪含量也在控制范围内，不会造成臃肿的肥胖出现。

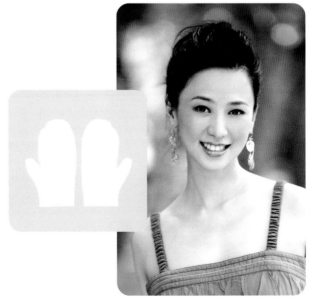

清爽金针汤

原料：金针菇、虾皮、紫菜、鸡蛋、细姜丝

配料：盐（最好是竹盐）、鸡精或蘑菇精、香油

做法：金针菇洗净焯水捞出空干水分；锅中放入适量的水，水开后放入细姜丝，煮出香味后加入焯好的金针菇和紫菜、虾皮，出锅前加入适量的竹盐、鸡精或蘑菇精，再打入蛋花即可。

提示：虾皮和紫菜上有很多盐分了！菌类多少都有毒素，先焯水可以去掉毒素；如果准妈妈的胆固醇水平已经高于正常值了，可以用不含胆固醇的豆腐代替胆固醇含量高的鸡蛋烹饪。

营养备注：

　　虾皮含钙量超级高，居所有食物之首，2：1的最佳的钙、磷比使其拥有最好的钙吸收率；金针菇中的赖氨酸、锌的含量特别高，有促进智力发展和健脑的作用，在日本被称为"益智菇"。它在降低胆固醇、抑制血脂升高等方面亦具有同样的良好作用。清清淡淡一碗汤，却已经含有了这个阶段的你所需要的全部营养啦！

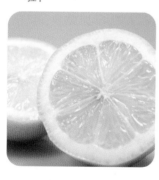
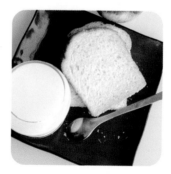
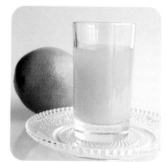
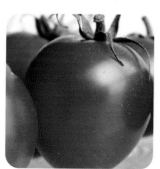
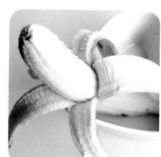
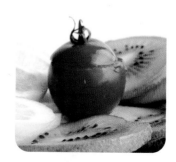

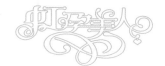

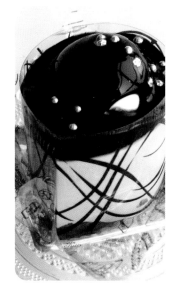
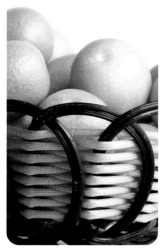
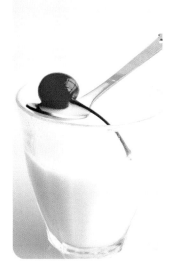

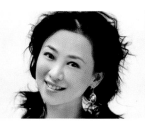

BOX：
孕妈咪生理变化指标

○ **代谢改变**：在大量激素影响下，代谢随胎儿的生长而升高。对碳水化合物、蛋白质和脂肪三大营养物质的需要量，也逐渐增加。

○ **消化改变**：容易出现饱胀感及便秘、消化不良、恶心等症状。

○ **肾功能改变**：孕期肾功能出现明显的生理性功能调节。与孕前相比尿中葡萄糖排出量可增加10倍以上，叶酸排出量可增加约2倍，其他水溶性维生素排出量也会增加。

○ **血液改变**：孕期血液相对稀释，呈现孕期生理性贫血。怀孕20~30周时，这种贫血现象最为多见和明显。

○ **体重增加**：孕期正常的体重增加一般在11~16公斤，前12周内的体重增加不到2公斤，但以后增长会比较迅速，呈直线上升趋势。

Chapter 7

健康锻炼动起来

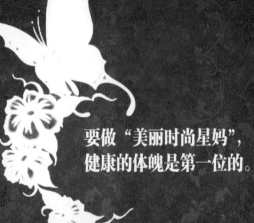

要做"美丽时尚星妈"，
健康的体魄是第一位的。

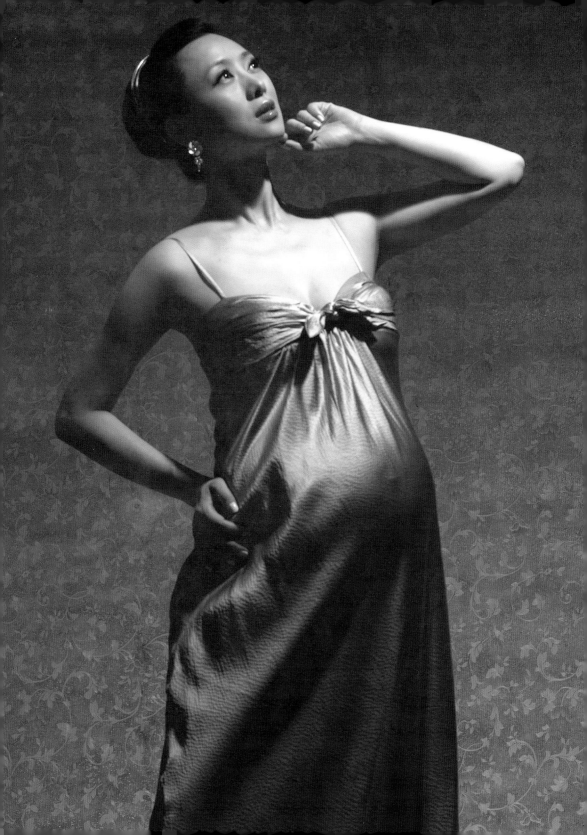

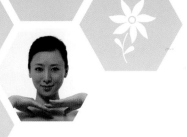

先讲两个小故事。我曾看见一位女导演，怀孕8个月，还站在梯子上，手拿大喇叭，指挥现场，非常了得。还有，我先生的妈妈，生他的那一天，还从早上8点上班，忙到晚上8点，觉得有动静，就去医院生了孩子。另外，总有一些特别关心我的朋友，经常说："怀孕了还要参加各种活动是不是太辛苦了！"在这里，一方面，我要谢谢这些关心我的朋友们。另一方面，我想告诉大家，参加这些活动，既是我作为艺人工作的一部分，也是我作为准妈妈胎教的一个组成。有时候，我真的很感谢我的这份工作，因为它相对于其他的工作类型，时间上是相当自由的，所以，到现在，我还相当钦佩那些像我婆婆一样，怀孕期间还坚持工作到最后一刻的妈妈们！

Ewong Yung

我从孕期开始，就坚持去医院上产前培训课，很认真地听专家们分析。学习下来，发现最基本的原则是：每个孕妇要因自己的体质以及宝宝的成长情况而定，不能一概而论。当然，我不会冒险，我孕期的每一项活动，都会咨询产科专家，得到正确分析后，我才会做。传统观念可能认为，怀了孕就要在家躺着。但是适当的运动，反而有助于孕妇和宝宝的健康。比如，慢走、游泳、孕期瑜伽以及适当的肌耐力训练，都是可以的，一定要看专业的孕期书籍，或者咨询专业医师。我是艺人，经常走南闯北，所以从不娇气，因此，在自己体能允许的情况下，我还是会坚持做些喜欢的事情。多参加慈善、社交活动，也能让孕妇心情愉快哦。

要做"美丽时尚星妈"，健康的体魄是第一位的。没有健康的身体，什么美丽、时尚都是空谈。所以，我在先生的"监督"下每天坚持锻炼身体，比如，游泳、做肌肉耐力训练，工作在外也要抽空到酒店的健身房去，保持运动，合理饮食，还有好心情，这样呈现在大家面前的精神面貌才是最佳的。

我妻子怀孕期间经常有朋友说："怀了孕就不要乱跑啦，多上床躺着吧！"其实，这样的说法未必完全正确。首先，当胎儿的发育处于稳定期，孕妈咪应参加适量运动，这对于增强体质、顺利分娩大有益处。运动时要保持良好的情绪，把快乐和健康带给宝宝。孕期坚持运动对孕妇和胎儿均有好处。适当运动可以缓解背痛，使肌肉结实（尤其是背部、腰部、大腿部等），从而使孕妇有较好的体形。运动可使肠部蠕动加快，降低便秘的几率，运动可激活关节的滑膜液，预防关节磨耗（孕妇在怀孕期间，关节松弛）。若遇到分娩困难时还可增强忍耐力。运动还可降低体内储存的多余脂肪量。但在孕期不应通过运动的方式减肥。

俗话说，生命在于运动，对孕妇来说是两条生命，意义格外重要。

理由一：适当的、合理的运动能促进孕妈咪消化、吸收功能，可以给肚子里的宝宝提供充足的营养，到时候会有充足的体力顺利分娩，分娩后也能迅速恢复身材。

理由二：适当的运动，可以促进血液循环，提高血液中氧的含量，消除身体的疲劳和不适，保持精神振奋和心情舒畅。

理由三：孕期运动能刺激胎儿的大脑、感觉器官、平衡器官以及胎儿和呼吸系统的发育。适当运动可以促进母体及胎儿的新陈代谢，既增强了孕妇的体质，又使胎儿的免疫力有所增强。运动时由于孕妇肌肉和骨盆关节等受到了锻炼，也为日后顺利分娩创造了条件。

关键问题是，孕妇的运动如何才算是合理的、合适的，这就需要我们从运动的时期、运动的时间、运动的方式以及运动时注意的问题等几个方面加以分析。

美国妇产科学院的指导原则说得很明确：只要有一定的保护措施，大多数女性在怀孕期间都可以进行适当的锻炼。要避免任何可能导致伤害的运动。确保不要过热，确保补充足够的液体，并且要补充足够的营养。一旦发现自己已经怀孕，要就孕期锻炼问题向专业人士进行咨询。

所以，在爱妻怀孕期间，我为她精心设计了几组不同的运动课程，希望也可以为广大准妈妈们保持身体健康出一些绵薄之力。当然，有经验的运动指导师、合理的膳食结构、健康的心态和生活状态都是必不可少的组成部分。

——刘伦洁

规律的体育锻炼

怀孕时，规律的体育锻炼可以让你保持健康，拥有最佳的状态。

怎样保持健康的体态？

怀孕期间进行规律运动，将提高身体机能，减少一些常见的不适症状，如背痛和疲劳。想要拥有健康的体态，那就要进行安全、温和的适度锻炼，最少一周三次。

如果孕前你就热衷健身，那么在孕期内应该也可以继续下去。运动强度要适中，动作和缓，无须达到过去的水平，而是要适合你现在的身体状况。

如果怀孕前你从来没有进行规律的健身，那么咨询医生以后，你可以在孕期开始一个安全的锻炼计划，但不要尝试那些新颖而难度大的运动，从低强度运动开始，由低到高，逐渐发展。

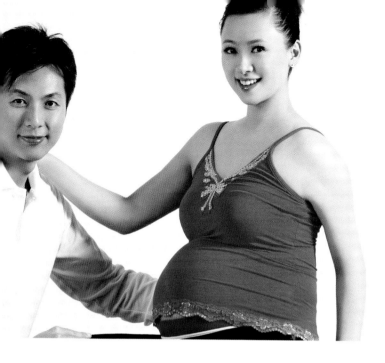
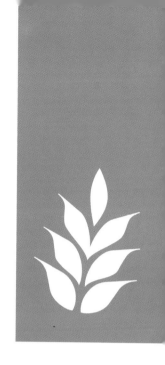

孕期运动对每个人都安全吗？

开始运动之前，每一位准妈妈都应该先咨询医生以及专业健身师。他们将针对个人的情况和医疗史给出建议。

如果你有以下的健康问题，可能不宜进行常规运动：

- 孕期出血
- 血压，心肺或甲状腺有问题
- 哮喘
- 糖尿病
- 胎盘置于子宫底部
- 婴儿发育有问题
- 严重贫血
- 有流产预兆或流产史
- 有早产可能或早产史
- 体重过轻或超重
- 孕期最后几个月胎儿在子宫内不是头朝下，如婴儿臀部朝下
- 子宫颈虚弱

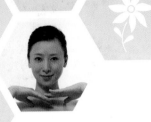

运动计划应该包括什么

- 伸展练习（每天）
- 肌肉耐力练习（每周两次）
- 有氧运动（每周至少三次）：如果不做任何肌肉耐力练习或瑜伽，每次30分钟；做完肌肉耐力练习或瑜伽后，每次15分钟
- 瑜伽（每周一到两次）

运动程序

- 热身（5到10分钟）：伸展练习
- 肌肉耐力练习或瑜伽（根据计划而定）
- 有氧健身：如果不做任何肌肉耐力练习或瑜伽，练习30分钟；如做完肌肉耐力练习或瑜伽后，练习15分钟
- 放松（10分钟）：柔韧练习；轻松散步

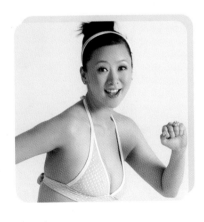
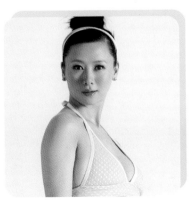
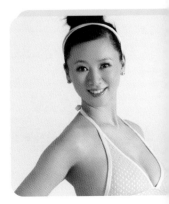

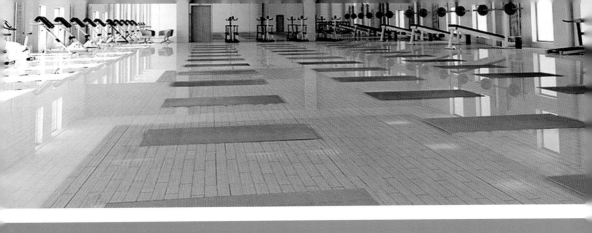

什么有氧运动是安全的?

只要小心地锻炼,不要过度,大部分有氧运动怀孕时做也是安全的。

最安全和有效的运动是游泳,轻松散步,在室内骑健身自行车以及做低强度的有氧健身操(由专业健身师教授)。这些运动受伤的几率小,能够锻炼整个身体,可以坚持做到分娩之前。

孕期内,特别是后期,要选择不需要很高平衡和协调能力的运动。

注意事项

- 孕期运动时,要注意衣服样式应宽松,穿合脚的平底鞋。
- 注意保暖,以免着凉。运动后宜采用沐浴冲澡的方式。洗头发时,如果自己不方便,可以请人帮助清洗,但要采用头往前倾的姿势来冲洗头部。
- 如果患有心脏病、肾脏泌尿系统的疾病、曾经有过流产史,或患有妊娠高血压,则不适于运动。
- 如果怀的是双胞胎,不要随意运动。
- 假如医生告诉你是前置胎盘,阴道出现了不规则出血、提前出现宫缩等现象,是绝不能有运动念头的,此时此刻必须静养,来不得半点含糊。
- 孕期运动应注意选择好运动的地点和时间。如条件许可,尽可能到花草茂盛、绿树成荫的地方,这些地方空气清新、氧气浓度高,尘土和噪声都较少,对母体和胎儿的身心健康大有裨益。

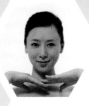

哪些情况应立即停止锻炼并向医生进行咨询？

- 阴道有分泌物。
- 脚踝部位突然肿胀。
- 小腿、手部或者面部出现红肿，疼痛。
- 很厉害的、持续的头疼。
- 头晕或头昏。
- 极度疲劳。
- 心悸或胸痛。
- 原因不明的腹痛。
- 体重下降或者体重增加不足。
- 子宫出现流产先兆而不断收缩。

应该避免的运动

- 容易摔倒的运动（如滑冰和骑马）
- 可能与身体接触和碰撞的运动，如垒球、足球、篮球和排球（受伤的几率大）
- 可能引起腹部受伤的运动，即使可能性很小。这种运动包括腹部震动或快速转动
- 任何需要大量跑、跳、蹦的运动
- 深曲膝，完整的仰卧起做，高抬腿，直腿趾触练习
- 弹跳伸展（这对任何人都不安全）
- 需要仰卧或右侧卧超过三分钟的运动（尤其是怀孕三个月后）
- 长时静止后突然紧跟一系列剧烈运动
- 在炎热潮湿的环境中运动

城市下午4~7点空气污染相对严重，孕妇要注意避开这段时间锻炼和外出。

2 基本运动指南

- 穿宽松而舒适的运动衣，佩戴有较好保护作用的文胸。
- 选择最适合所做运动的鞋。合适的鞋可以保护你免于受伤。
- 在平整的水平面上运动可以避免受伤。
- 不要举起任何过重的东西（不要屏住呼吸）。
- 进行运动计划时，摄入孕期需要的足够热量（每天比怀孕前多300卡路里）。
- 进食一个小时后再运动。
- 运动前后和中间都要及时补充水分。
- 不要在炎热，潮湿的天气里进行锻炼。体温升高时也不宜运动。
- 体温不应该超过38摄氏度（华氏101度），避免热水盆浴或桑拿浴。
- 怀孕第四个月后避免仰卧运动。
- 不要搬动需要屏息或肌肉紧张的重物。不要做仰卧起做或是腹部抖动的运动，它们会减弱腹部肌肉间的力量。
- 做完地面上的运动后，慢慢站起，防止眩晕。
- 绝对不要运动到疲乏点。如果你在运动中不能正常地行走，那很可能是超过极限了，你应该放慢运动。
- 如果发生下列情况，立刻停止运动，然后咨询你的健康医生：

    - 感觉疼痛
    - 腹部、骨盆疼痛，或持续阵痛
    - 感觉不到胎儿的活动
    - 感觉眩晕、虚弱、恶心
    - 感觉寒冷和潮湿
    - 阴道出血
    - 感觉阴道缓慢流出或者突然涌出液体（羊水破裂，也称羊膜破裂）
    - 注意不规律或过快的心跳
    - 脚踝、手掌、脸部突然肿胀
    - 呼吸急促
    - 行走困难

什么样的身体变化可能影响运动能力？

　　孕期内身体的变化对你的身体提出了另外的要求。记住以下提到的变化，要明白你必须根据自己的身体来调整运动和练习计划。

● 体内正在发育的婴儿和其他内部变化需要更多的氧气和能量。

● 孕期内产生的荷尔蒙会使各关节的韧带伸展，受伤的危险加大。

● 体重增加并且分布不均匀，改变了身体的重心。增加的体重加重了后背、腰部和骨盆部位关节、肌肉的负担，导致很容易失去平衡。

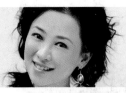

BOX：
孕期可以乘坐飞机吗？

　　孕期1~7个月，乘坐飞机是安全的，而孕中期更是旅行的最佳时间。因为这时的你已经不会再被孕吐所困扰了，精力充沛，发生流产的机会也减少了。但如果在孕期有点滴性出血的症状时，或者曾经有过早产经历的，最好在旅行前咨询一下专业医生。

BOX：
做爱做的事！

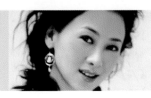

　　女性在怀孕期间，受心理和内分泌的影响，性欲会有所下降或变得强烈。只要避开孕早期3个月和最后3个月，事实上，我们一样可以做爱做的事。

　　孕早期：胎盘发育尚未完善，是流产的高发期。性高潮时强烈的子宫收缩，有使妊娠中断的危险，应避免房事。

　　孕中期：尽量选择比较舒服省力的姿势，同时要考虑腹部免受压迫。

　　孕后期：此时胎儿已经成熟，子宫已经下降，子宫口逐渐张开，如此时进行房事，羊水感染的可能性较大。

3 有氧练习指南

游泳：

游泳这项锻炼特别适合原来就爱游泳的女性。由于体重能被水的浮力支撑起来，不易扭伤肌肉和关节，可以很好地锻炼、协调全身大部分肌肉，增进你的耐力。

在国外，游泳是孕妇们普遍参加的一项运动，可持续到孕末期。不过，最好在温水中进行，水太冷容易使肌肉发生痉挛。另外，值得注意的是，胎膜破裂后，应停止此项运动。

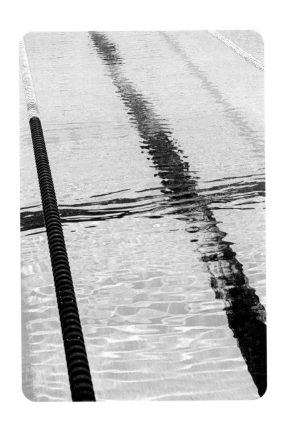

怀孕期间进行游泳锻炼的益处

游泳是一项极好的运动，因为这可以让全身大部分肌肉群都得到锻炼，并会给心脏血管带来极大的好处，同时，也不容易造成伤害。

任何形式的有氧练习都可以增强身体运输和利用氧气的功能，这对你和胎儿都极为重要。而游泳可以提高你的循环能力，同时锻炼你的耐力。

游泳是最为安全的锻炼方式之一。如果你在怀孕之前就有规律地进行游泳锻炼，那么你在怀孕期间不用作多少调整，便可以继续锻炼。如果你从未游泳或者锻炼的话，怀孕期间你也可以进行游泳锻炼，不过要在你的医生或者健身教练的指导下进行。开始时要小心翼翼，在缓慢的热身过程中，让身体得到很好的舒展，同时不要用力过猛。

当你入水以后，要适量饮水这个建议很容易被抛诸脑后。没有正式的规定说一个孕妇在锻炼期间应该喝多少的水，但我们建议，在开始游泳之前，最好喝上一杯8盎司水，在锻炼期间，每20分钟喝一杯，在离开泳池之后，再喝上一杯。无论是在潮湿或者燥热的天气，你都需要更多的水。

孕早期（1~3个月）指南 如果你的身体允许的话，每周至少三次，每次至少30分钟。在早上游泳可以缓解你的恶心状况，同时让你全天精力充沛。

孕中期（4~7个月）指南 随着你体重的增加，你不必缩减游泳练习。当你进行游泳锻炼的时候，水会支撑你的关节和韧带，防止拉伤，同时将你的体温维持在一定水平。你甚至不用改变你的游泳方式。选择合适的泳衣，这对准妈妈来说非常重要。

孕晚期（8~10个月）指南 蛙泳在第三个孕期尤为有益，因为这可以拉伸胸部肌肉同时缩短了背部的肌肉。当怀孕期间身体有所变形时，这两片区域极易产生不平衡。当你的头部不断上下运动，出水入水时，使用一个通气管，来缓解你的颈部所产生的压力。当你的产期临近的时候，向你的医生咨询，到底是不是应该停止游泳以及何时停止。

怀孕期间最好的游泳方式

当你怀孕的时候，蛙泳或许是最佳选择，因为这不需要身体（除了两臂）的扭转，同时也更加省力。这也可以缓解随着腹部重量增加而导致的背部紧张。当怀孕使得脊骨和肩部向上凸起，同时骨盆也开始脱离时，蛙泳则会慢慢地增强肌肉力量，并且缓解这种趋势。

另外一个比较好的方式便是仰泳。因为这样，水可以减轻重力对你身体所产生的影响，你可以躺在水上，来练习仰泳，而不用担心血流堵塞。如果是在陆地的话，这种情况很有可能发生。

散步：

散步其实是一种很好的运动方式，不会带来任何危险，而且能够增加人的耐力，对分娩是很有好处的。妈妈在散步的时候，同时也在刺激着宝宝的运动。每日散步的时间可在半小时至一小时，注意速度，地点最好选择在空气流通、人少、环境好的地方进行。据说在阳光下散步是最好的，因为阳光中的紫外线具有杀菌功效，而且能使皮下脱氢胆固醇转变为维生素D_3，此种维生素能促进肠道对钙、磷的吸收，对宝宝的骨骼发育特别有利。

怀孕期间散步的益处

对怀孕期的妇女来说，散步乃是锻炼心脏血管的最佳方式之一，因为，这可以让你保持健康，而不会给膝盖和脚踝带来伤害。在怀孕的9个月中，你可以一直坚持，因为这绝对安全，同时，如果你孕前没有试过散步的话，现在开始也极为简单。

如果你以前有散步习惯的话，继续保持。如果你在孕前不是非常热心的话，慢慢开始，然后走上20至30分钟来让自己活跃起来。根据美国妇产科大学的观点，你几乎可以在每天都进行至少30分钟的练习，只要你得到医生或者健身教练的同意。

孕早期（1~3个月）指南 或许你并不需要对平常的散步习惯作多少改变。确保你的散步鞋可以很好地保护你的脚踝和脚弓。用防晒霜保护你的皮肤，不管是什么季节；在夏天的时候，戴上太阳帽，带上保湿喷雾器，来维持自己的温度。同时也要带上饮用水，防止身体脱水，因为这可能会导致身体收缩，体温升高，有时甚至会危及你和胎儿的安全。如果外面非常湿热的话，那就在有空调的购物商场散步，或者在健身馆或家里的走路机上练习。

孕中期（4~7个月）指南 继续穿有支撑功能的运动鞋，保护你的皮肤远离太阳伤害，同时避免脱水。你的步调训练现在可能更加笨拙，因此，要注意你的姿势，以免挤压背部。当你散步的时候，下巴与地面保持平行，髋部尽量紧缩，以免左右摇摆，目视前方。摇摆你的手臂来保持平衡，同时也可以加强锻炼强度。你或许会需要一个同伴，不致让你在散步时感到无聊。天黑以后，不要在外面散步，除非灯火通明——如果你没法看清自己走路的方向，被绊倒或者摔倒的可能性就会大大增加。

孕后期（8~10个月）指南 继续你的散步练习，能坚持多久就坚持多久，但是，不要双脚拖地行走或者在不平坦的地面上行走，这样会让你失去平衡。当你临近产期的时候，你可以考虑找一个同伴陪同在一条跑道上散步。

需要警惕的迹象：

不要散步过度，直到筋疲力尽或者上气不接下气。不要让你的身体达到这样的极限。

当你出现如下症状的时候，立即停下，打电话向你的医师求助：阴道出血，呼吸困难，头晕，胸部疼痛，肌肉无力，小腿疼痛或许浮肿，早产，胎儿运动不太活跃，羊水明显缺乏，或者全身紧缩。

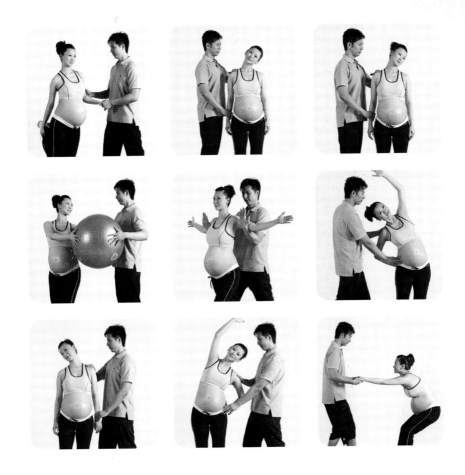

伸展练习指南

- 首先一定要通过一些轻微的运动来热身，然后方可进行伸展练习。这会让你的肌肉松弛，并且得到最大程度的伸展。
- 伸展的时候不要急于求成。按部就班，这样不会造成任何伤害。
- 当你进行伸展运动的时候避免弹震式的动作。
- 不要伸展过度。怀孕期间，你的身体会产生名为松弛肽的荷尔蒙，这会让连接关节的韧带松弛下来。过度伸展会对这些关节造成伤害。当你感到轻微挤压时，保持这个伸展姿势便可。
- 注意呼吸。当你保持伸展姿势的时候，坚持鼻孔呼吸，全身放松。

什么时候做伸展操

- 每次运动以前与运动后。
- 只要觉得肌肉有点僵硬、疼痛或疲倦时，就可以拉拉筋骨，伸伸懒腰。

伸展运动的好处

　　伸展操可以说是所有肢体运动中最简单的，它是用来治疗长期怠惰及长时间固定姿势的最佳良药。经常做伸展操可以减少肌肉紧绷的程度，促进血液循环，降低焦燥、压力及疲劳，改善知觉灵敏度。

该怎么做伸展操

 正确的伸展法
- 缓慢地呼吸
- 全身放松
- 身躯保持高度协调
- 留意伸展部位肌肉及关节活动情形
- 感受伸展时带来的感觉

 错误的伸展法
- 屏住呼吸或呼吸急促
- 动作急躁
- 身体没有放松
- 动作太过剧烈
- 伸展过程中发生疼痛的现象

注意事项

- 不要突然做出太剧烈的动作
- 不要硬是做到出现疼痛感
- 避免弹震式的伸展

我该伸展到什么程度

- 身体的状况每天都不同，请您务必依照自己的感觉来决定伸展的程度。

请牢记以下要点:

- 伸展时一定要以舒服为原则，千万不要把自己弄疼了。
- 呼吸要很有规律，千万不要憋着气运动。
- 慢慢来，不要急，唯有持久而又和缓的伸展，才能减缓不必要的肌肉紧绷。
- 不要拿自己和别人比较，因为每个人的体质、状况都不相同，生理、心理比较之下，可能会造成过度伸展而不自觉。

辅助性颈部伸展（前侧肌肉）

准备工作

- 以你感觉最为舒服的姿势开始，你的先生直立在你侧面。
- 你的先生应将他的手放在你的右肩，以免伸展的时候右肩耸起。

动作

- 收腹。
- 下巴内收，将你的左耳缓缓地移向左肩。同时，将颈部向上旋转，直到你的右前侧感到轻微的拉伸。
- 保持这个伸展姿势20秒，然后反方向重复练习。

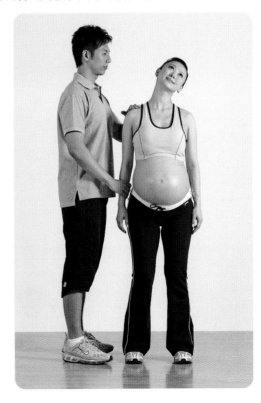

辅助性颈部伸展（背侧肌肉）

准备工作

● 以最佳姿势开始，你的先生直立在你侧面。

● 你的先生应将他的手放在你的右肩，以免伸展的时候右肩耸起。

动作

● 收腹。

● 下巴内收，将你的左耳缓缓地移向左肩，同时向下旋转，直到你的右后侧感到轻微的拉伸。

● 保持这个伸展姿势20秒，然后反方向重复练习。

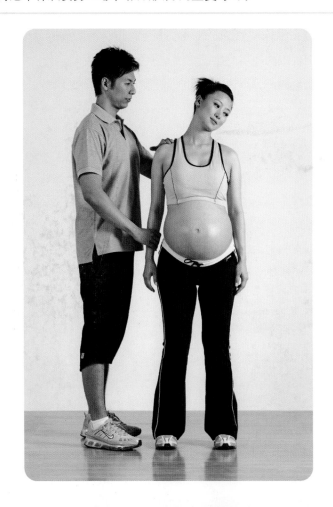

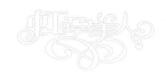

辅助性颈部伸展（侧面肌肉）

准备工作

- 以最佳姿势开始，你的先生直立在你侧面。
- 你的先生应将他的手放在你的右肩，以免伸展的时候右肩耸起。

动作

- 收腹。
- 下巴内收，将你的左耳缓缓地移向左肩，直到你的右侧感到轻微拉伸。保持这个伸展姿势20秒，然后反方向重复练习。

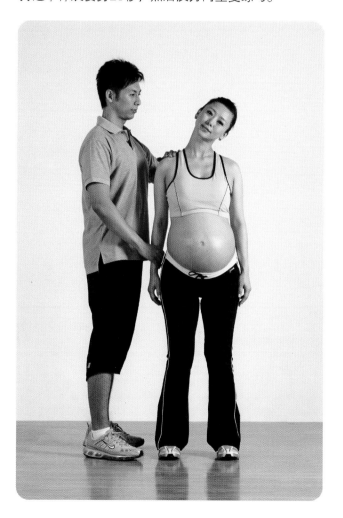

辅助性侧腰伸展

准备工作

● 以站立姿势开始，两脚分开，以你最舒适的姿势为准，而你的先生站在你的左侧。

动作

● 收腹。

● 收缩臀部，同时向后旋转骨盆。

● 举起你的右臂，然后向左倾斜，同时用左手支撑骨盆的位置。

● 维持这种伸展至少20秒，然后反方向重复练习。

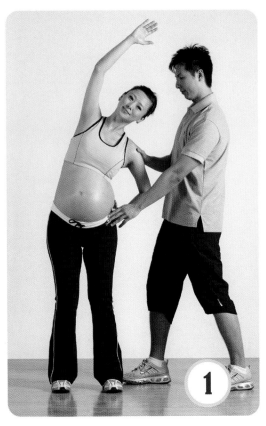

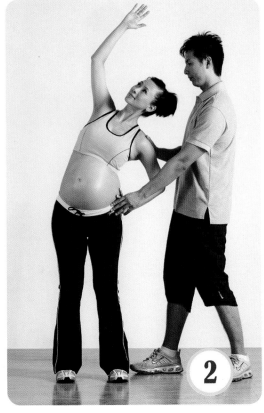

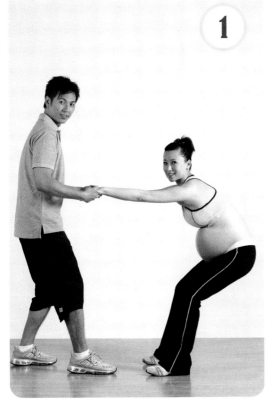
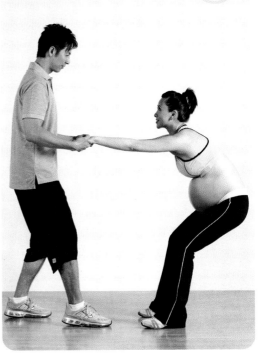

✿ 辅助性背部伸展

准备工作

- 以站立的姿势开始，和你的先生保持一臂的距离。
- 双臂打开，牢牢抓住先生的双手。

动作

- 收腹。
- 抓紧你的同伴，缓缓曲膝，然后试着蹲下，形成坐姿，直到你感到背部的拉力为止。
- 坚持这个姿势至少20至30秒。

辅助性胸部伸展

准备工作

● 以直立的姿势开始，背对先生。

● 向两侧的空间举起双手。

● 单腿向前，以形成支撑。

● 你的先生应该帮忙托住你的双手。

动作

● 收腹。

● 缓慢前倾，将重量一点点集中于你的前腿，此时，先生应固定住你的双臂，保证你的位置不被移动。

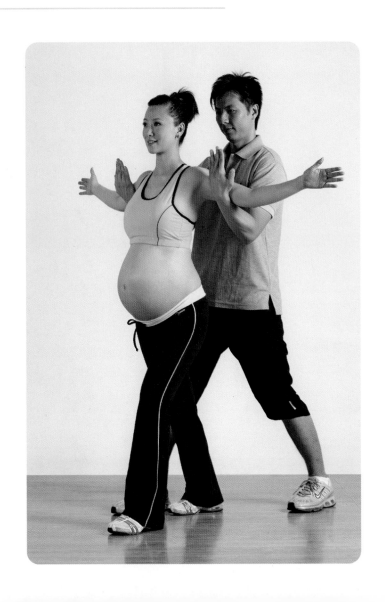

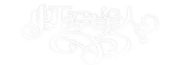

 # 辅助性腰部旋转伸展

准备工作

- 以站立姿势开始，两脚分开，背对先生。

- 接下来，用双臂抱住你前面的稳定球。

- 转向你的先生做将稳定球交给同伴的姿势，维持这种伸展至少20秒，进行反方向重复练习。

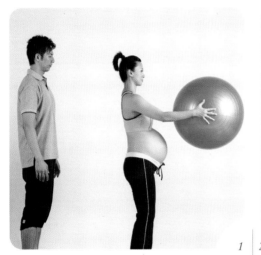

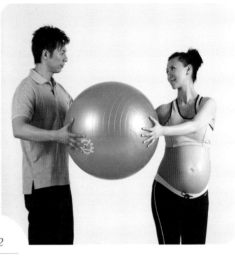

1	2
3	4

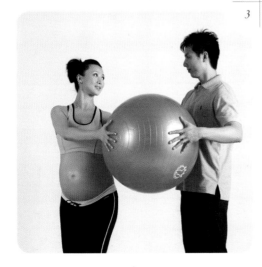

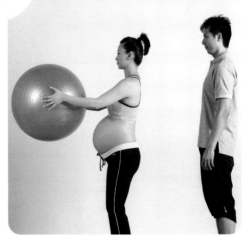

辅助性前大腿肌伸展

准备工作

- 以站立姿势开始，双脚分开，你的先生站在你的左侧。
- 用你的左手搂住你的先生，以此作为支撑。

动作

- 左脚站立，弯右膝，同时用右手去握住右脚踝。
- 维持这个姿势至少20至30秒，然后相反一边重复练习。

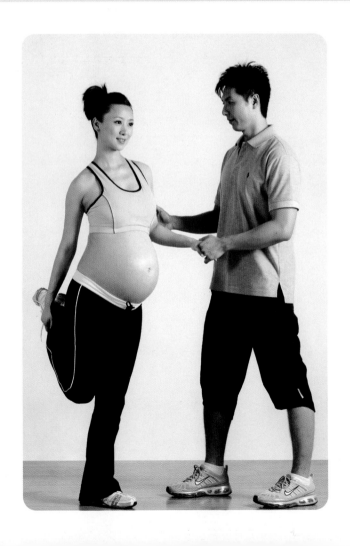

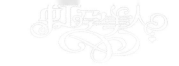

辅助性小腿后肌伸展

 准备工作

- 与你的先生面对面站立。
- 保持后脚跟水平，脚尖直指前方。不要让脚后跟与地面相离。

动作

- 收腹。
- 一只脚向前，作为支撑，胸部移向你的先生，与先生双手相握，骨盆向前移。
- 另一条腿应该形成一条直线。
- 当你感到轻微的挤压时动作停止，维持这个姿势至少20至30秒。

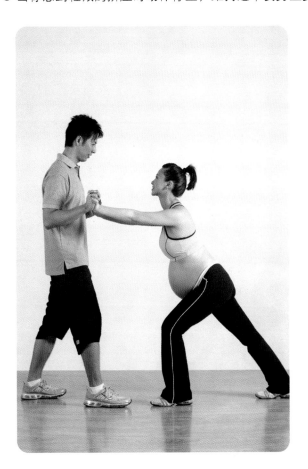

辅助性小腿后下方肌伸展

准备工作

● 与你的先生面对面站立。

● 保持后脚跟与地面不相离，脚尖直指前方。

动作

● 收腹。

● 一只脚向前，作为支撑，与先生双手相握，弯曲后腿膝关节，直到你感到挤压。不要让脚后跟与地面相离。

● 保持这种伸展至少20至30秒。

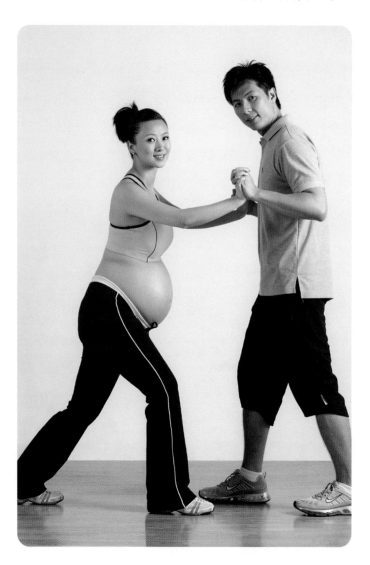

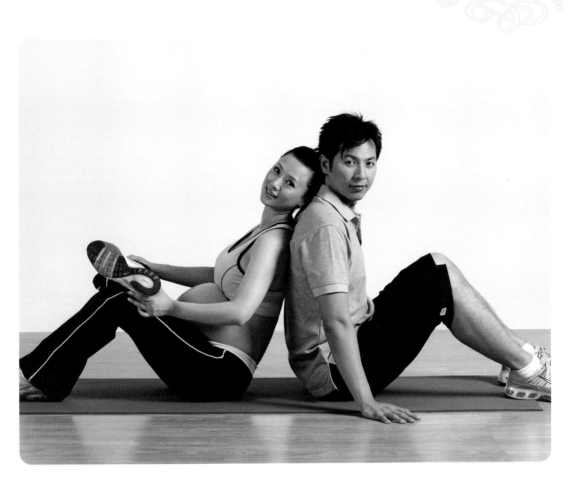

辅助性臀部肌伸展

准备工作

● 与先生背靠背曲膝坐在地板上。

● 你的双脚直指前方，臀部分开。

动作

● 右脚盘在你的左腿上面。

● 将你的左膝向腹部靠近。

● 当你的右臀感到轻微挤压时便停下来，维持20至30秒。

● 以反方向重复练习。

辅助性大腿内侧肌伸展

准备工作

- 坐在地板上，双腿伸直且分开。
- 与你的先生面对面坐着，先生双手放在你的大腿上。
- 将双手放在先生肩部，作为支撑。

动作

- 收腹。
- 你的先生向前缓缓移动，同时轻轻地挤压你的大腿。
- 当你大腿内侧肌肉感到足够的压力时，便停下来。
- 保持这个动作至少20至30秒。

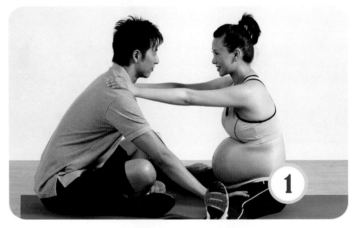

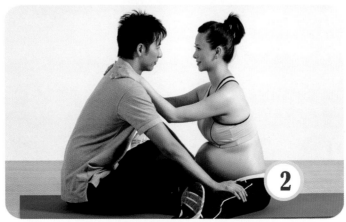

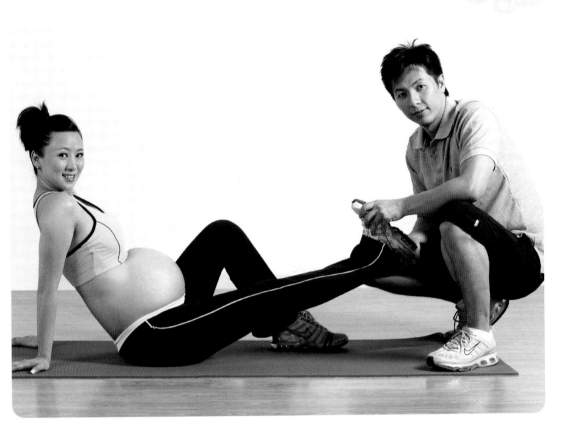

辅助性腿部后侧肌伸展

准备工作

- 坐在地板上，双手向后撑住地面以支撑身体，左膝弯曲，右腿伸展。
- 你的先生坐在对面，并且抱住你的右脚和脚踝。

动作

- 收腹。
- 当你保持右腿伸展的时候，让你的先生缓缓举起你的右腿。
- 当你的右大腿的根部感到足够的拉力时便停下来。
- 维持这个姿势至少20至30秒，反方向重复练习。

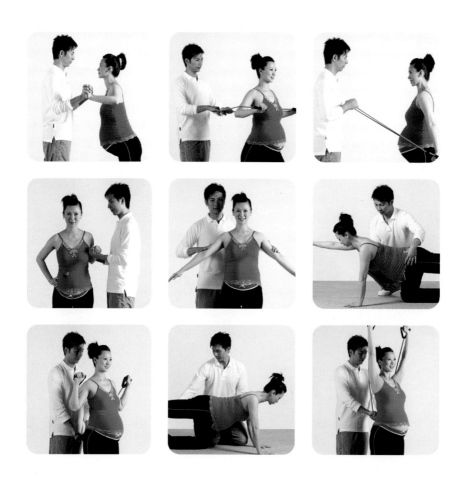

5 肌耐力练习指南

　　肌耐力可以使背部、腰部、大腿等肌肉结实，从而使准妈妈有较好的体形。遇到分娩困难时，还可增强忍耐力。运动时，由于准妈妈肌肉与骨盆关节等受到了锻炼，也为日后顺利分娩创造了条件。

器材：平衡球、弹力带、练习垫（足够柔软，能够将对膝盖的压力减少到最低）

注意：
运动时决不要屏住呼吸。一直保持放松时吸气，用力时呼气。

辅助性全身肌耐力练习

准备工作

● 双膝跪地，双手撑地，身体与地面平行。

动作

● 收腹。

● 慢慢抬起一只胳膊和相反方向的一条腿，保持伸直，抬到身体的高度。

● 保持5秒钟，慢慢将胳膊和腿放回原地，保持平衡。

● 相反的方向重复动作。

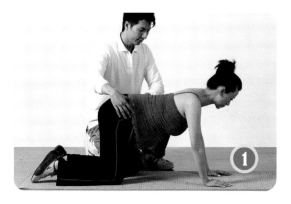

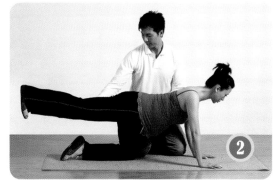

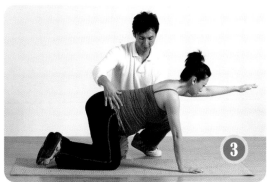

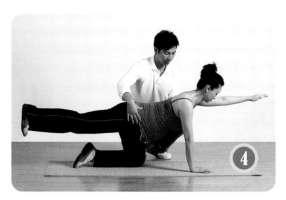

辅助性腰部肌耐力练习

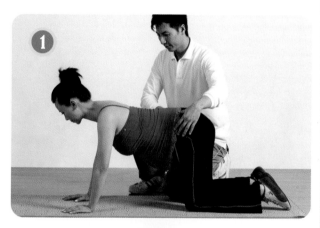

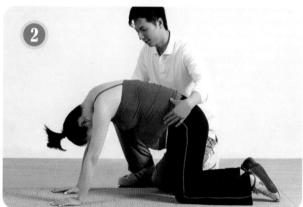

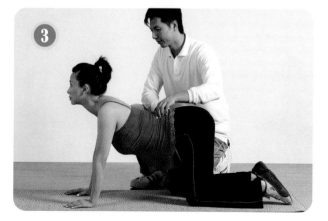

准备工作

● 双膝跪地，双手撑地。

动作

● 吸气，小腹轻轻向内弯曲，自然带动骨盆也向后弯，直到背部向上成拱形。

● 保持5秒钟。

● 呼气，骨盆向前移动，直到背部向下成拱形。

● 保持5秒钟。

● 重复5~10次。

辅助性胸部肌耐力练习

准备工作

- 与先生面对面站立，相隔一个手臂的距离。两脚分开，与胯部同宽。
- 双手向前抓住先生的双手。

动作

- 收腹。
- 抓住先生的双手，吸气，慢慢弯曲肘部，向先生方向倾斜。
- 呼气，伸展肘部，将自己推离先生。
- 重复5~10次。

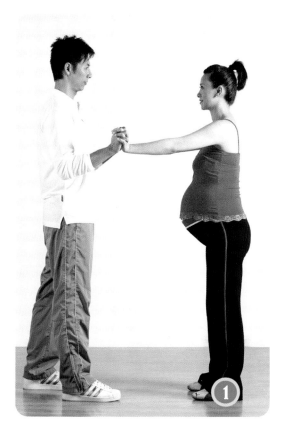

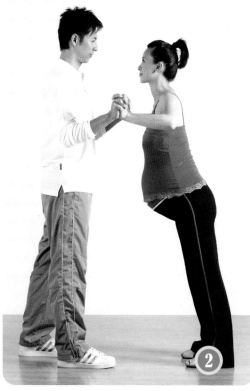

辅助性背部肌耐力练习

准备工作

- 坐在平衡球上，两脚分开，与胯部同宽，脚尖朝前。
- 双手抓住弹力带。
- 先生站在对面，离开一定距离，保证能够使弹力带产生轻微的拉力。

动作

- 收腹，吸气。
- 呼气，弯曲手肘，将弹力带拉向自己（好像开门一样）。
- 吸气，伸展手肘，回到原位。
- 重复5~10次。

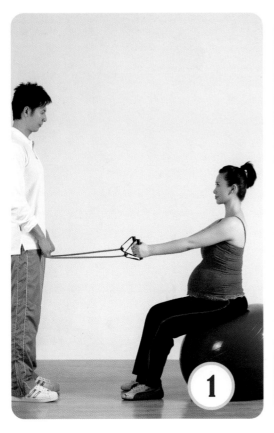

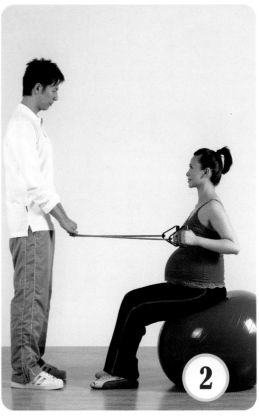

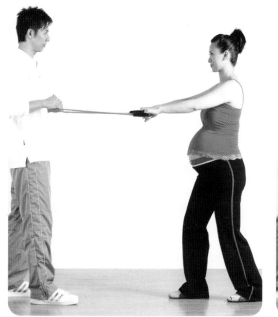 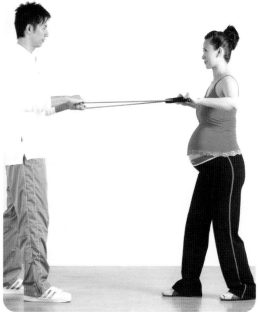

辅助性上背部肌耐力练习

准备工作

- 两脚分开站立，与胯部同宽。
- 抓住弹力带，胳膊伸展与胸部同高。
- 先生站在对面，离开一定距离，保证能够使弹力带产生轻微的拉力。

动作

- 收腹，吸气。
- 呼气，弯曲手肘，与胸同高，手肘保持水平，向自己的方向拉弹力带。
- 吸气，伸直手臂，回到原位。
- 重复5~10次。

辅助性肩部肌耐力练习

准备工作

- 背对先生站立，两脚分开，与胯部同宽。
- 手臂置于身体两侧。
- 先生双手放在你的上臂外侧。

动作

- 小腹向下，吸气。
- 呼气，向两侧举起手臂。先生向下压你的手肘，稍微用力，产生阻力。
- 吸气，手臂回到原位。
- 重复5~10次。

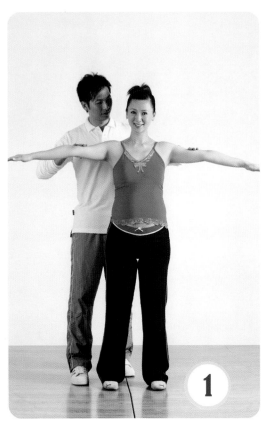

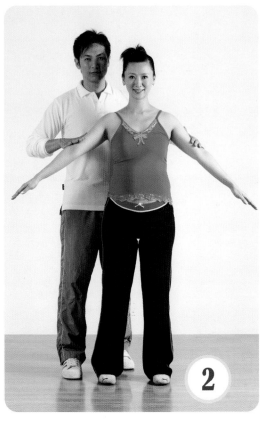

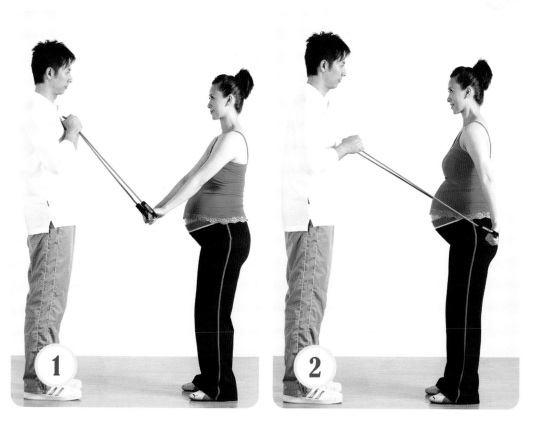

辅助性臂部后侧肌耐力练习

准备工作

- 双脚分开站立，与胯部同宽。
- 抓住弹力带，双臂伸展，与身体成45度角。
- 先生抓住弹力带的中间，与胸同高。
- 先生站在对面，离开一定距离，保证能够使弹力带产生轻微的拉力。

动作

- 收腹，吸气。
- 保持手肘伸展，呼气慢慢向后伸，尽可能向后。
- 吸气，慢慢回原位。
- 重复5~10次。

辅助性肩部及上臂后侧肌耐力练习

准备工作

- 双脚分开站立，与胯部同宽。
- 抓住弹力带的把手，向上举起手臂，肘部弯曲。
- 先生站在你背后，抓住弹力带的中部。

动作

- 收腹，吸气。
- 呼气，伸展手臂，举过头顶。
- 吸气，慢慢放下手臂回原位。
- 重复5~10次。

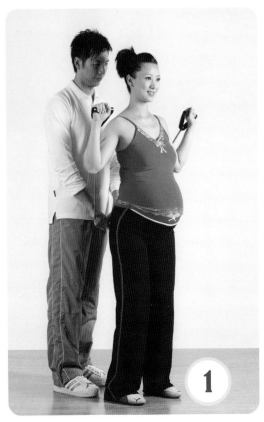

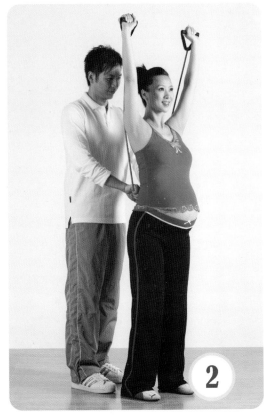

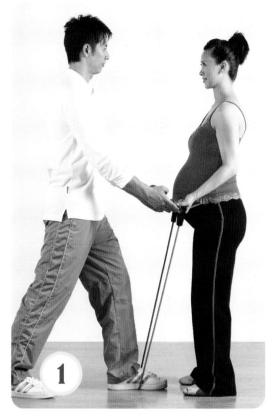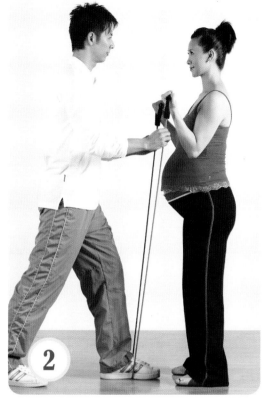

辅助性手臂前侧肌耐力练习

准备工作

- 两脚分开站立，与胯部同宽。
- 与先生面对面站立。
- 双手握住弹力带的把手，先生踩住弹力带的中部。

动作

- 收腹，吸气。
- 呼气，弯曲手肘，尽量保持上臂不动。
- 吸气，慢慢伸展手臂。
- 重复5~10次。

辅助性手臂后侧肌耐力练习

准备工作

● 坐在平衡球上，两脚分开，与胯部同宽，脚尖朝前。

● 手臂在体侧抓住弹力带，手肘弯曲成90度。

● 先生站在对面，握住弹力带的中部，与你离开一定距离，保证能够使弹力
带产生轻微的拉力。

动作

● 收腹，吸气。

● 呼气，伸展手臂，保持上臂不动。

● 吸气，慢慢向前弯曲，手臂回原位。

● 重复5~10次。

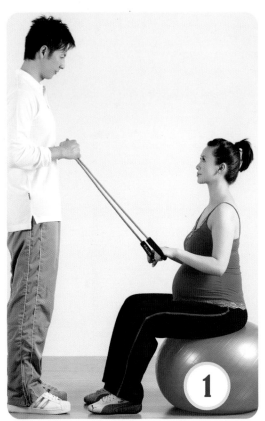

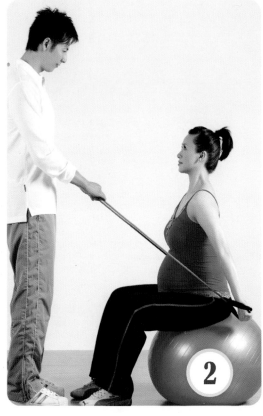

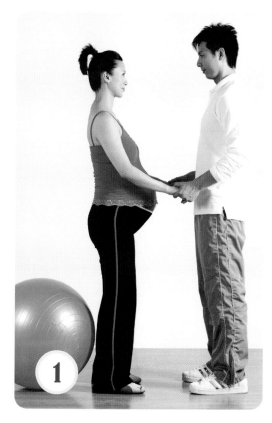
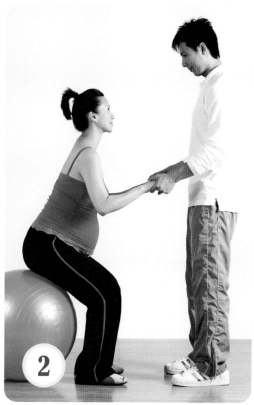

辅助性腿部及臀部肌耐力练习

准备工作

- 两脚分开站立，与胯部同宽。
- 先生站在你对面。
- 抓住先生的手，保持平衡。
- 为了保证安全，将平衡球放在腿后，如果需要就可以坐上去。

动作

- 收腹，吸气。
- 呼气，慢慢弯曲膝盖，蹲下，做出坐下的姿势。
- 吸气，紧缩臀部，慢慢站起来。
- 重复5~10次。

辅助性大腿前侧肌耐力练习

准备工作

- 坐在平衡球上，两脚分开，与胯部同宽，脚尖向前。
- 先生在你身边单膝跪下，扶助你的右侧。

动作

- 收腹，吸气。
- 呼气，慢慢伸直左腿，脚尖向上。
- 吸气，慢慢弯曲左脚回原位。
- 反方向练习。重复5~10次。

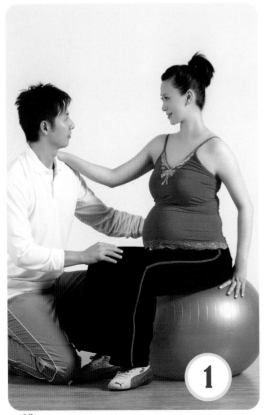

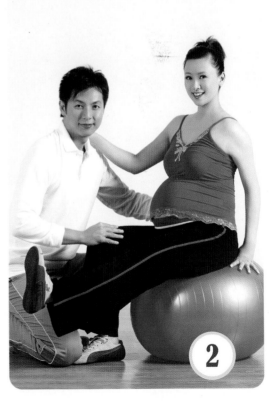

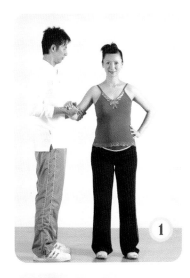

辅助性单腿肌耐力及平衡练习

准备工作

- 面向前站立，两腿分开，与胯部同宽。
- 先生站在你的右侧，提供保护。
- 扶住先生，小心地将重心移到右腿。

动作

- 收腹。
- 左腿伸展，尽量向前方伸出，然后慢慢回到原位，注意脚不要触及地面；再慢慢移向侧面，然后慢慢回到原位，注意脚不要触及地面；最后移向后面，然后慢慢回到原位，注意脚不要触及地面。整个过程保持臀部不动。
- 重复5~10次，然后换右腿练习同样的动作。

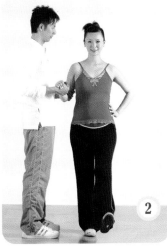

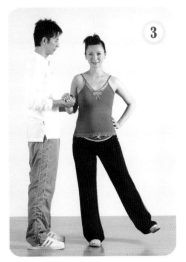

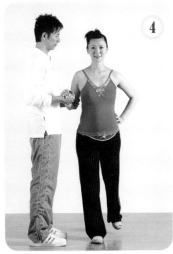

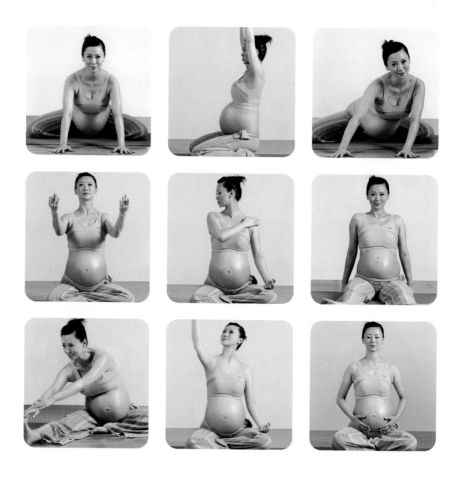

6 瑜伽练习指南

瑜伽是一种起源于古印度的修行方法。在古代，瑜伽士们通过练习体式、呼吸及更加精微层面的冥想训练，使体内沉睡的能量被唤醒，并最终达到物我合一的境界。

对于现代都市人来说，由于在儿童时期和青少年时期的填鸭式教育，使得我们内在的灵性被压抑，把原本应该用来通往爱和自由道路准备的能量，转化成了负面的压力，从而产生了很多的病症。另一方面，瑜伽强调身心的结合，它的理论认为，每一种内在的心理状态，都会通过外在的体态得以彰显。反过来，通过改善身体姿势，也可以起到调节心理的作用。

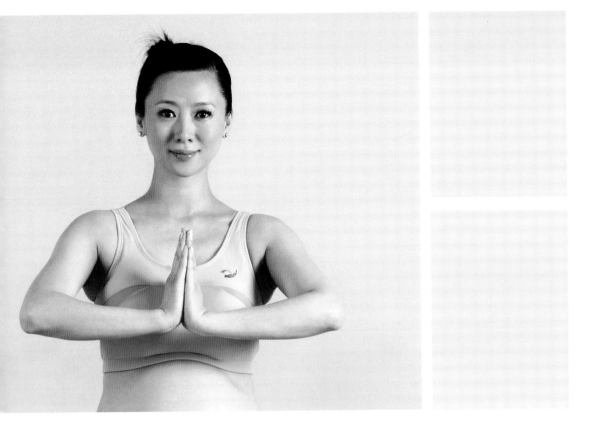

好，准妈妈们，让我们先来了解一下安全操作的尝试，然后开始下面的练习吧！

习练常识：

- 保持自然而稳定的呼吸。
- 每个动作尽可能轻柔、缓慢、放松。
- 认真做好准备动作，以防止关节扭伤。
- 根据自己的体力选择适合的体式动作。
- 如有任何不适，请停下来休息。
- 如果可能请到专业瑜伽馆或聘请孕妇瑜伽老师学习。

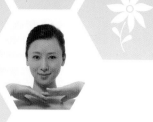

准备活动

准备动作看似简单，却非常重要，它可以帮助你灵活重要的关节和肌肉，防止不必要的扭伤和拉伤。

 ## 颈部、手臂灵活练习

益处

● 美化颈部、手臂、肩部线条，去除压力，放松神经。

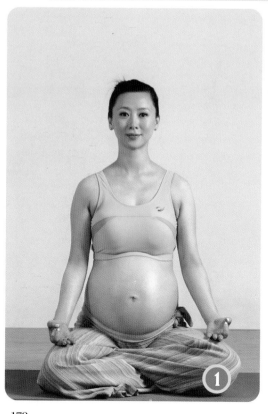

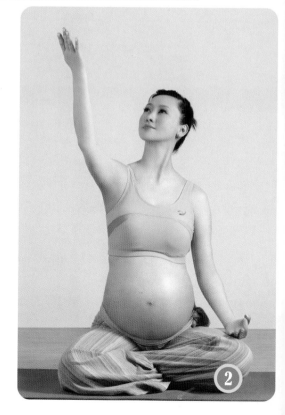

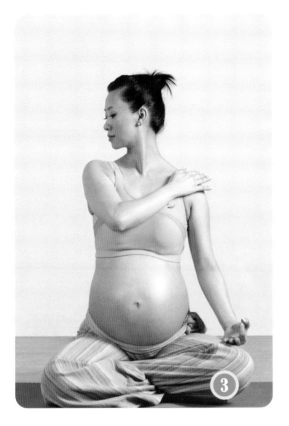

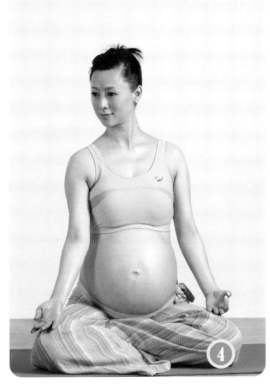

做法

● 简单盘坐,把意识集中在呼吸上,伸直脊柱,双肩放松。双手轻轻搭在大腿上,大拇指与食指相合,其余三个手指自然放松。下巴微收,呼气,吸气,抬起右手臂,眼睛看手指的方向。呼气,右手搭左肩,同时,头部轻轻转向右侧。吸气,呼气手臂落回右腿上,眼睛看向手指方向的地面上。吸气,头部还原,稍事休息。反侧重复。

提示:

● 如果髋关节不够灵活,可能会感觉盘坐困难,可以在臀下垫一块折叠的毛毯,或者坐在椅子上练习。

● 如果头部和手臂感到辛苦,就减少呼吸保持的时间。

脚腕灵活练习

益处

● 灵活脚腕，活化腿部血液，减少腿部疲劳。

做法

● 坐于垫上，稍向后倾，双手握拳置于臀后，拳眼向前。自由摆动双脚放松。

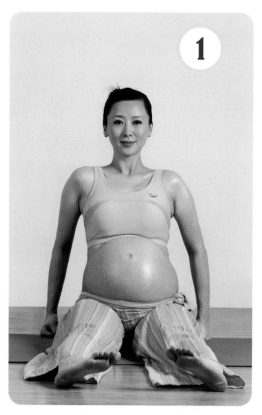

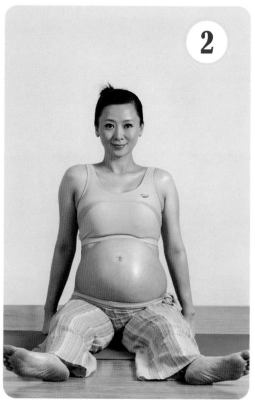

提示：

● 柔和摆动，不可太过剧烈。

● 拳头压地，向上主动撑起，不要把全部的压力集中到腰部。

● 脊柱放松、伸展。

坐立的体式

从坐立的体式开始练起，保证了身体较弱的准妈妈们可以慢慢地热身，并为进一步地进入强度更大的站立体式做好了准备。

❈ 板式

益处

● 强健身体后侧肌肉，起到保护孕妇背部和腰部的作用。

做法

● 双膝跪地，双手撑地，大腿与手臂保持平行。五指张开，右腿后撤，脚尖着地，脚跟到头部后侧成一条直线。保持3~5个呼吸。另一侧重复。

提示：

● 如果手腕紧张，检查，并将两手臂内侧肘眼相对。

● 尽可能将五指张开，平展、紧贴于地面上。

● 注意手臂不要超伸，而使肘部向内弯曲，如果肘部超伸习惯，可以稍稍弯曲肘部，使之成一直线。

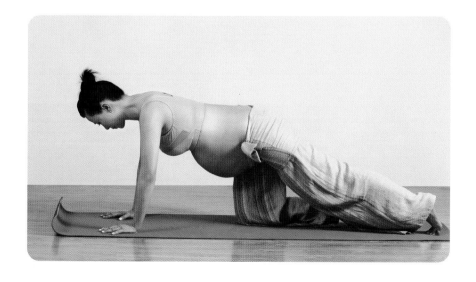

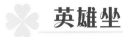

英雄坐

益处

● 改善手臂静脉曲张，让血液回流。拉伸大腿前侧肌肉，放松紧张的肌肉。

做法

● 跪于垫上，两脚脚跟分开，脚尖相对。坐在两脚脚心形成的凹陷里。双手十指交叉，抬手臂至头顶，翻转手掌，掌心向上。

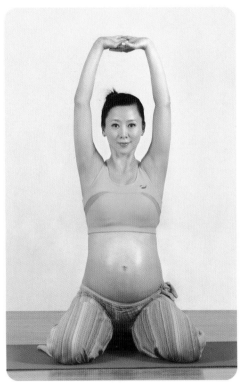
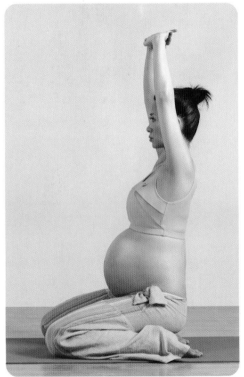

提示：

● 如果感到膝关节压力大或者大腿拉伸严重，可将毛毯卷或瑜伽转垫在臀部下面。

● 膝关节过于紧拉，或腹部过大时，可将两腿膝盖微微分开。

青蛙式

益处

● 灵活髋关节和整个脊柱。

做法

● 跪地，身体前倾，五指张开，放于前方的地面上。两腿膝盖大大分开，脚尖相对。保持脊柱正直，自然地呼吸。吸气，呼气身体向右摆动，臀部保持在地面上。保持3~5个呼吸，吸气，呼气向左摆动。重复几次。

1

2

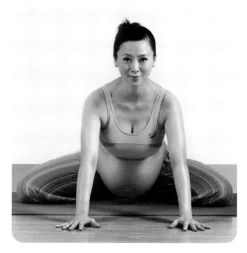
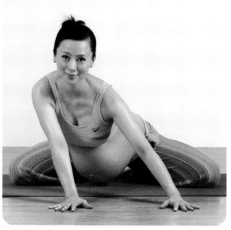

提示:

● 肩部始终保持放松，并且尽可能在移动的过程中，也保持两肩平行于地面。

● 整个脊柱，从尾骨到颈部和头颅都要保持平直，不要弓背、塌腰等。

头到膝式

益处

● 使在怀孕期间受到过多压力的背部得到伸展和舒缓。

做法

● 两腿伸直坐于垫上，弯曲右腿，脚心贴左腿根部。吸气，伸展双臂，呼气
向下，双手触左脚尖。凝视前方。保持3个呼吸。呼气，吸气起身还原。
右腿伸直，稍事休息，反侧重复。

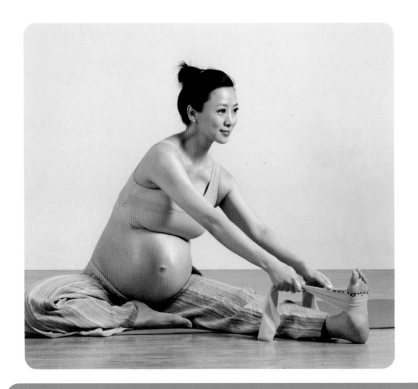

提示：

● 如果感觉伸展困难，可以用带子绕过脚底，手抓带子伸展。

● 弯曲的腿如果觉得紧张，也可以放低到膝盖或者任何感到舒适的
位置。

站立体式练习

　　站立体式相对其他体式稍显剧烈一些，在整个练习中，要有意识地保持脊柱正直，以免因宝宝的重量引起的自然塌腰，使腰椎损伤。

向太阳致敬式

益处

● 强健腿部肌肉；修正骨盆位置；预防膝关节损伤；活化身体的每一块肌肉与关节，是做其他任何运动前很好的热身。每个动作保持3~5次呼吸。

做法

● 站立，双脚分开与肩同宽，膝盖微曲。双手胸前合十，小臂平行于地面。

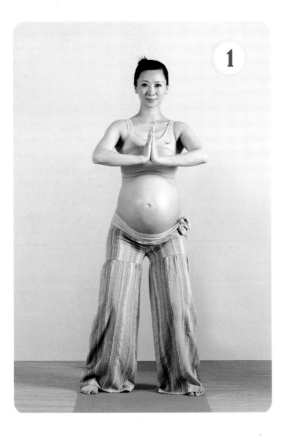

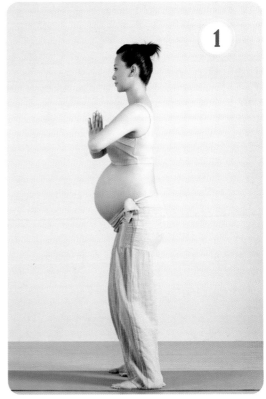

● 吸气，双手、头部抬起，想象自己吸收着太阳和宇宙所带来的能量与滋养。呼气还原。

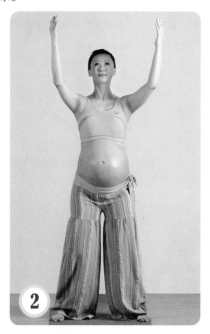

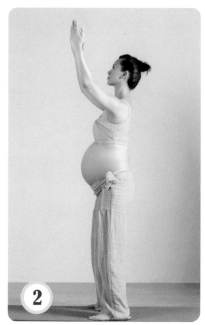

● 双腿分开1米左右，双手手掌打开，平放于大腿上。

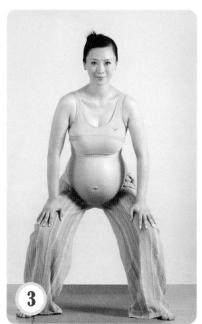

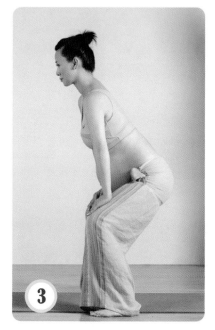

● 吸气，呼气从髋关节折叠身体向下，将肘关节抵在大腿上，双手合十。注意，你的腿和肘相互抵靠，形成了稳定的着力点。

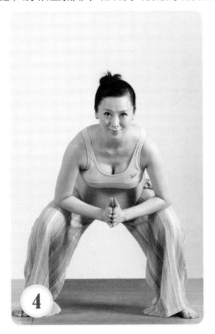

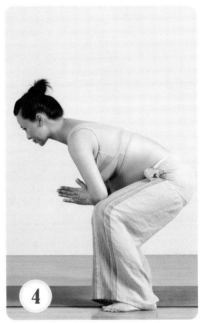

● 吸气，呼气，慢慢地将手掌着地，向前移动到一个合适的位置。五指张开推压地面。腿部保持弯曲，脚尖蹬地。感觉臀部是向天花板延伸着的。

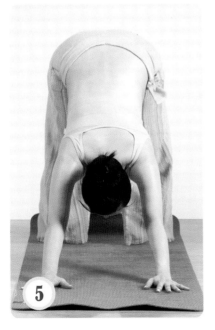

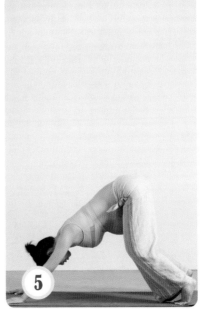

- 吸气，呼气跪地。抬起臀部，使背部与地面平行，微曲膝盖。
- 吸气，呼气跪地，休息片刻，起身还原。

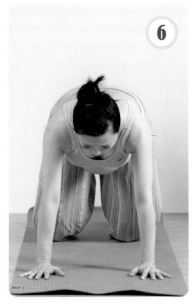

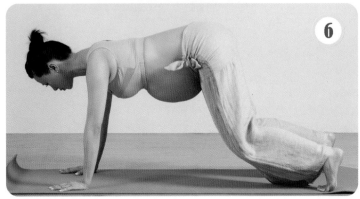

提示：

- 不要锁紧膝盖，保持膝关节的放松与灵活。
- 感受大腿肌肉和小腿肌肉的力量。
- 想象脚掌呈长方形，并使长方形的四个点均匀受力。
- 保持脊柱的正直，向内收你的尾骨，以便防止塌腰。
- 时刻保持肩部、颈部的放松。

双角式

益处

● 平衡了左右两侧的肌肉和骨盆等关节，拉伸了整个脊柱。

做法

● 两腿分开1~1.5米，弯曲膝盖，双手向前，移动到使腿和臂都与地面垂直的位置，保持3~5个呼吸。

提示：

● 伸展你的脊柱。

● 保持肩部放松，肘心尽量相对。

● 尝试着平衡你的左右两侧。

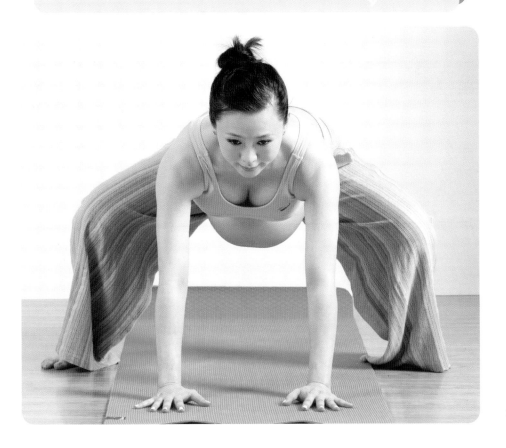

三角式

益处

● 伸展了整个身体，开阔了胸腔，灵活了脊柱。

做法

● 两腿分开1~1.5米，右脚朝右，左脚内扣45度。吸气，呼气右膝稍弯，右手放于大腿上，左手伸向天花板，头扭向左右的方向，眼睛看着左手指尖。胸腔左侧向上向后延伸，保持3~5个呼吸后，呼气放下左臂和头，吸气起身，在另一侧重复。

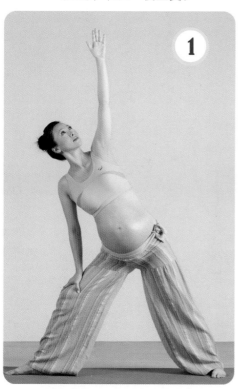

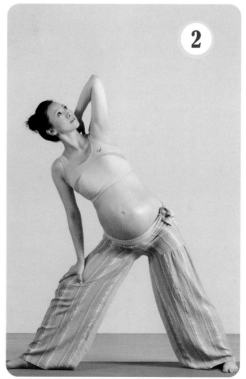

提示：

● 如果感觉头部紧张，可以平视前方。

● 如果感觉上面的手臂紧张可以放于颈后。

战士式

益处

● 强健腿部肌肉，展开胸廓。在战士式中准妈妈们可以获得来自内在的勇气
与自信，展出坚毅的品质。

做法

● 两腿分开1~1.5米，右脚朝右，左脚内扣45度。吸气，呼气弯曲右膝。吸
气抬起双臂，平行于地面。呼气，头看向右侧。保持3~5个呼吸，吸气，
呼气还原。反侧重复。

提示：

● 如果手臂紧张可改作叉腰。

● 肩部放松，脊柱垂直于地面，尾骨和臀部内收。

● 体会大腿内侧的力量，弯曲一侧的膝盖向脚趾方向延伸，直腿的
髋关节向后展开。

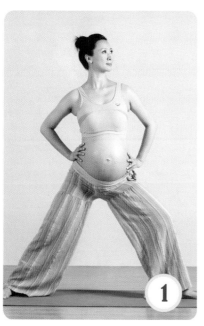

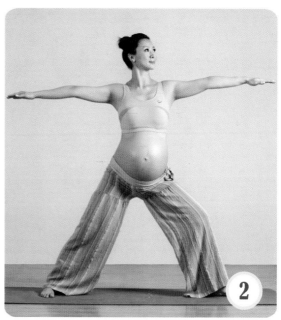

Chapter 8

美丽心情孕出来

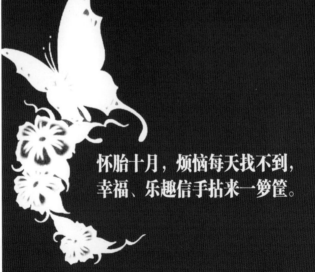

怀胎十月，烦恼每天找不到，
幸福、乐趣信手拈来一箩筐。

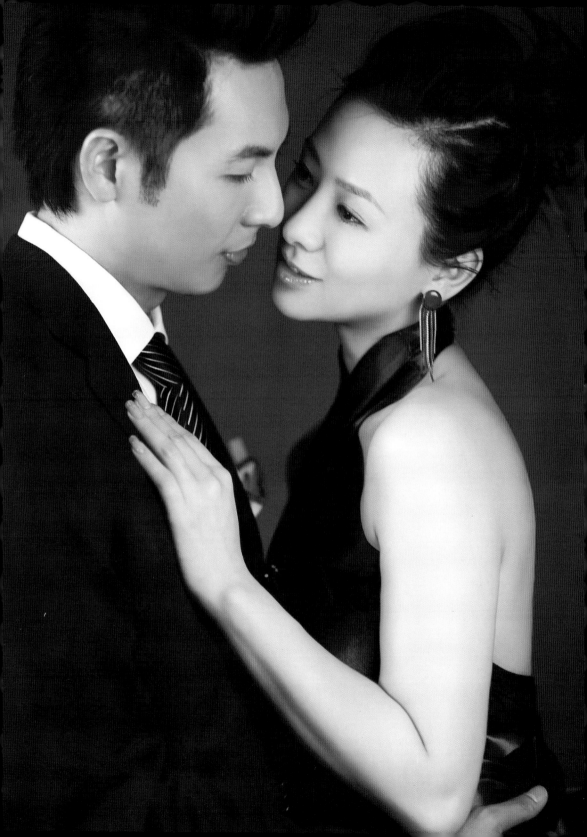

美丽准妈妈：因爱而美丽；体形变，好心情不变；美丽也需要鼓励。

尽责准妈妈：作为艺人的大虹，快乐工作，尽职尽责。

幸福准妈妈：幸福，是慈悲的心怀；幸福，是给予的快乐；幸福，是健康的态度；幸福，是珍稀眼前；幸福，是爱人相伴；幸福，是对祖国的依恋。

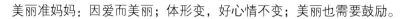

Ewong Yung

怀胎十月，是我的第一次，也是先生的第一次；怀胎十月，辛苦比预期少很多，惊喜却一个接一个；怀胎十月，烦恼每天找不到，幸福、乐趣信手拈来一箩筐。

一切看来顺利得不可思议，一切看来又幸福得稀松平常。每天，只要有空，我都会看看网友们在博客上的留言，为了感谢大家长时间对我的关注和关心，我也要实现自己的诺言，在产后，为大家奉上我的小小礼物。

近些年来，心理治疗和身体治疗的方向逐渐融合，很多心理医师、自然疗法医生及宗教界人士，都不断强调这样一个古老却又长久以来被大众所遗忘的原则：治疗的力量，不是来自于外物，而是源自于内心！

生活中总有一定事业、家庭、感情的困扰和压力，大虹作为一名艺人，压力就更添一分。大虹快乐、健康地度过了这十个月的时光，朋友们都很是好奇地问我是如何做到的，其实，秘密只有一个：时刻怀着一颗平常心和一个积极乐观的态度。

在这特别的十个月里，我可以去任性地美丽，放肆地开怀，享受这独有的假期。正如朋友们所看到的，难道要做妈妈就不可以美丽了吗？在我看来，女性在任何一个年龄层都有应有的美丽，更何况在这样一个特殊、幸福的时光呢？

有些妈妈怀孕生产之后，可能花了很多精力在照顾孩子上，或许会忽略了形象和健康。其实不管怀孕前后，都还是应该美美的哦！爱美是女人的天性。也有网友说，有钱才能扮靓，其实也不全对，最主要的是有个好心态，丰俭由人，做了妈妈更加要注意形象。妈妈是孩子的榜样，当你每天用自信阳光的笑脸面对宝宝，以后孩子也会骄傲地说："我的妈咪是最美丽的！"

美丽准妈妈

很多年前，竞选"亚洲小姐"，妈妈对我说，拿不到冠军不要回来见我。当时，真的有些害怕，因为我并不觉得自己有多美丽。后来，踏入演艺圈，周围人人都赞我漂亮，我暗自好笑，我何尝漂亮，比我美的女孩子到处都是，有的美得连我看了都心动。再后来，随着事业的发展，漂洋过海去台湾，去日本，再去了美洲，一段纷扰烦乱的爱情过后，我更加感到惶恐，或者"美丽"这个词，对我来说，太嫌奢侈。

孕后不久，偶尔上网，看到自己照片，第一次发现原来自己竟然那么美。很奇怪，这次意外的照片，却让我自己都觉得自己美，美得自然真切，美得大方得体。一时间我感到从未有过的骄傲：什么柳腰曼妙，真的不及我大腹便便，什么猫步轻盈，哪比我扶腰慢走——我就是最美的妈妈。

少女的美，在于纯洁；淑女的美，在于端庄；烈女的美，在于忠贞；妖冶女人的美，在于性感；知识女性的美，在于内涵。虽然这些美都会为你留下美好的回忆，可是唯有孕期时候的美，会让你刻骨铭心，永远地怀念。或许随着年华老去，或许随着环境变迁，这些美都只能被理解为一种局限的美，就像年轻时的大虹，并不能了解到什么是真正的美，也看不到别人眼中自己那稍纵即逝的天生丽质。直到这次，偶然地邂逅了孕中的自己，作为一个真正意义上的女人的自己，才发现，原来真正的美，正是生命本身，也正因为孕育了生命，使我自己的光彩得到了双倍的呈现！

因爱而美丽

虽说怀孕期间心情一直都非常愉快，但作为准妈妈，每当想起尚未出生的宝宝，总还是忍不住会小小地担心一下。每一次产检，我都会非常小心地询问身体情况，学习孕期知识。

直到临产前检查，医生说道："你的宝宝胎位已经完全入盆，从现在开始要做好随时入院生产的准备了。"Oh, my God！在我生命中历史性的一刻，就要来临了！我和先生互相对望了一眼，各种情绪一齐涌了上来：期待、紧张、兴奋、恐惧。老练的医生可能洞悉到我的内心变化，就开玩笑地说："哈，但宝宝各方面都很健康、强壮，薄皮大馅嘛！"听到医生这样说，我也轻松了许多。

宝宝的位置是安全的，我终于放心了。肚子里面的小生命在妈妈的肚子里跳动，用这种方式，尝试着与我交流。休息的时候，我会坐在躺椅上，聆听两颗心一同跳动的韵律和触动，简直就是人生最美的乐章……

想到宝宝随时都可能降生，我既欣喜又不安。欣喜的是，所有的努力都没有白费，孩子就要健康、快乐、勇敢地来到这个多样而未知的世界。不安的是，要与这个和我共同呼吸、共同心跳了十个月的小东西分开，真的有些不舍，我想这是一种失落的感觉吧。孕期真是一个奇妙的旅程，在这十个月中宝宝已经成为我身体的一部分了，我带着他（她）拍照片，做评委，参与慈善，做运动，他（她）一直都很配合，真的是母子连心，他（她）好像已经知道妈妈是一个什么样的人了。

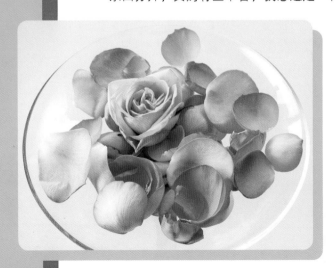

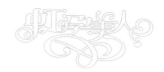

体形变，好心情不变

　　女人的美是由内而外散发的，也许是自信，也许是成熟，也许是淡定，也许是宝宝的出现让我的心温柔了许多。我不再对自己苛刻，虽然一直坚持运动，但由于怀孕下肢还是略有肿胀，我的大腿那时看上去还是比较粗，先生总是叫我"大象腿"，但我却一点不觉得需要改变什么，就像宝宝暂住十个月的小窝——大肚子一样，我的"大象腿"也是一种妈妈象征，想到它们，就像看到未出世的宝宝。只要健康，就会很美。我想，可能正是因为心态的积极，使我的健身和饮食的调理产生了双倍的效果。

　　我看到很多朋友会因为身材的变化而紧张，一紧张反而想吃东西减压，于是产生了恶性循环，孕期长了30斤，可能有20斤都长到自己身上了。孕期激素的变化，使女人敏感，正因为如此，孕妇们可是不能娇纵自己的哦！大虹的体验是，如果产前太娇纵、任性，产后就会产生很大的心理落差。先生可能会拿你打趣说："肚子变得扁扁的，可不像以前那么可爱了！"顿时，你就会联想到那个和自己心心相印十个月的小生命，已经独立出来了；而那些在十个月里事事忍让、娇惯你的父母、公婆、先生和其他亲朋好友，都把注意力转移到了宝宝身上。如果产前不稍稍控制自己，产后的那种失落感会让人觉得非常委屈。当然，作为孕妇还是拥有一定特权的，你可以小小地骄傲和自豪，只是小小哦！

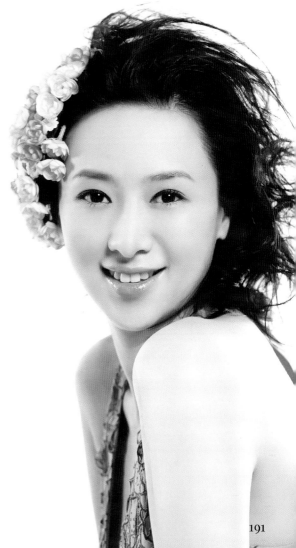

美丽也需要鼓励

　　每个人都需要鼓励，鼓励象征了肯定与爱，象征了大家的肯定，象征了认可和接纳。孕期的很多鼓励都让我受宠若惊，因为，这种宠爱不仅是对我个人的赞许，更是对我先生和肚子里的宝宝的认同。祝福就像是一个咒语，真的可以让女人美丽如花！

　　自从有了博客这个平台，我只要有时间就会经常来看留言写文章。没有想到，在生产前，某门户网站在"粤港十年·网娱盛典颁奖典礼"上，还提前送给我还未出生的baby一份意义非凡的礼物——我获得了"最美丽时尚星妈"奖。记得那时我和先生都非常开心，回来快一周了还沉浸在颁奖典礼的惊喜当中。回来后，我在自己的博客上写道：

　　"真的感谢我的baby，他（她）真的很配合，没有让我为孕期反应而困扰，让我还能保持好的体态和心情，才能获得了这个奖项。对于我来说，这是最珍贵的奖项；同时亦感谢我的先生，与我携手并肩的这些日子，获这个奖也得力于他的专业调养和指导；还要感谢我父母，感谢他们冒着酷暑从香港来到广州为我加油。当然，更要感谢网友投票支持我，还有每一位来我博客的朋友们。这个奖项同时还属于全天下所有的妈咪，因为母亲永远都是最伟大、最美丽的。"

美丽是和谐的表达

　　有些网友说："装扮是需要钱来支撑的。你有钱，当然能更多地呵护自己，让自己美丽。"大虹完全不赞同这种说法，大多数人都出生在小康百姓家，大虹也不例外。除了工作性质和大家不同之外，生活中也不过是一个普通人。在大虹看来，每个年龄、每种身份都有各自适合的美，美丽与金钱无关，和谐、适当的装扮就是美的。平时的大虹最喜欢素面朝

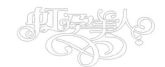

天，只是工作需要时才视场合装扮。记得2001年因为脊椎受伤，大虹在病床上躺了八个月，那个时候，我也有在病床上的"美丽"。大虹觉得，特殊的时候，更要美上加美，因为由内而外的美，是对生命的赞歌，才是真正的美。孕期的美是母爱的体现，是上天特意赋予你的美。有意识地将这种内心状态展现出来，你就能照亮整个世界！

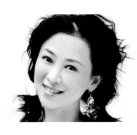

BOX：

大虹语录："怀孕是女人的专利，拥有美丽孕期是女人的权利。"

怀孕是上天赋予女性的专利，每一个女人都拥有这份宝贵的专利权。但在现代社会，随着女权主义日渐强大，很多女性朋友都放弃了这个天赋的权利。今天，大虹以大龄产妇的身份，在这里为大家传授经验，也想告诉大家，只要你愿意，不论什么时候，都可以美丽地享受这份独有的专利权。

尽责准妈妈

听不少有过经验的朋友说，生孩子很痛苦。我不是个娇气的人，但毕竟是第一次经历，产前的一段时间还是有些担心，同时我也很好奇，那究竟是怎样的一种痛呢？有人说，孩子的生日也是母难日。我更多的是想到将来，他（她）的降临，将标志着我全新生活的开始——不能再像个小女孩那样撒娇任性，而是要承担起做母亲的责任了！

宝宝的出现，鼓励我快快长大，从女孩变成真正成熟的女人。将为人母，就要做好孩子的榜样，对家人、宝宝还有自己的工作都要尽职尽责。我想，坚强和责任感也是一种胎教。

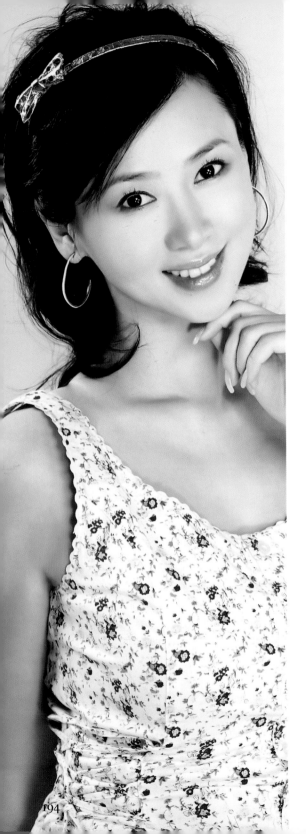

作为艺人的大虹

　　艺人的工作性质与大多数人不同，有些时候，特别是像怀孕这样特别的情况，更是容易被某些媒体拿来大做文章，弄得自己不得不被影响。作为准妈妈保护自己的心情，就是保护孩子的健康，所以，开始怀孕的时候，我并不想让太多人知道，因为总是有某些媒体为了抓眼球，会把真诚的东西炒作成反面的，而当你为了求得安宁试图隐藏时，又会被说成是藏着掖着，这真的是艺人的无奈。本来事情已经过去，我本不想再提，但是想到很多职业女性也会在怀孕期间遇到各种各样恼人的压力，就想还是引述一些当时的情况及心境调节的方法，供大家参考与共勉吧！

　　下面的一段，是我最无助时，调节心态后写的一篇博客：

　　"艺人有时候真的可以用无奈来更多形容自己的心情。不管发生什么事情，都像箭在弦上那种紧绷的状态，不容许有一丝的歇息、思考。当初，自从'怀孕疑云'这则新闻出来之后，引发出众多媒体的关心。我一向都是个敢做敢当的人，对于每个女性来说怀孕是件喜事，都希望能够从自己口中亲自发布这个消息。我希望能享有同等的权利，因为这不仅仅是我一个人的事情，也关及到我的另一半和家人。

照理来说我也算是资深艺人，应该有足够的心理准备去承受这些报道，但是这次我的确是很无奈，因为这些报道的出现打乱了我写书的情绪，影响到我的至亲及家人。作为一个艺人，私生活自然是媒体所关注的，但是家人是无辜的，他们不是圈内人，为了我，他们已经承受了很多额外的无奈与烦恼，我不想让这些无畏的报道让自己的家人去承受与我一样的压力。

其实，入行这么多年来，各种风风雨雨都经历过，各种议论的声音也都听到过。作为一个成熟的艺人，需要有足够的心理承受能力去平和地面对这一切。就算听到有歪曲事实以及恶意诽谤的污言秽语，我也能够淡然处之，因为每个人有不同的观点和心态，有不同的表达方式。这么多年来已经能够历练我以一种豁达与包容的心态去面对这一切了。

在博客的留言和评论中，鼓励的文字会鞭策我继续努力进步；建议的文字使我常常清晰看到自己的不足。但是，有些人重复发布一些歪曲事实的污言秽语进行人身攻击。这些恶毒的文字可以针对我，但恳请您不要诅咒我即将出生的小宝宝。我也和一个普通的准妈妈一样，需要愉悦的心情，希望给我的孩子一片纯净和谐的空间，让他（她）健康成长，而不是还未出世，就在我肚子里感受到某些愤世嫉俗的不健康心态。

在这里，我很感谢身边每一位帮助和爱护我的人。当然，人活着，不可能永远只听好话，因为人无完人，但是当涉及诽谤和诬蔑，我也不能无动于衷。任何一个有良知的人，也不会诅咒一个还未出世的小生命。"

虽然经历过很多风风雨雨，但是，一旦有人说出对宝宝不利的话，我还是会忍不住生起气来，可能是出于母爱的本能吧，我想，每个母亲都会去尽最大努力保护自己的孩子的。当然，我也知道，生气对宝宝不好，想不开心的事情也会对自己和肚子里的宝宝造成压力和坏的心理暗示。所以，每天我都尽可能说美妙的语言，和美的事物在一起，当你口吐莲花，生活也会像莲花一样清澈、宁静起来。

快乐工作，尽职尽责

我身边的很多女朋友，都是怀了孕还在工作岗位上奋战到最后时刻。刚出道时，去一个剧组探班，那位女导演已经身怀六甲，还爬上高高的梯子，一手撑腰，一手拿着大喇叭，底气十足地调度现场。我看了颇为佩服，于是，也自我催眠似的为自己定下准则：选择这个职业没有特殊，怀孕也不例外。

如今，轮到我有孕在身了，除了没有再接戏之外，还是有一些工作需要完成。我们都知道，做自己喜欢的事情时，不仅心情愉快，做起来也会更加有劲头！所以，作为孕妇的我，尽可能地选择一些开心的工作内容，我想，宝宝也会喜欢。当然，就像大家经常看到的一样，有些媒体总是会用艺人们所有的行为来炒作。有的朋友就很担心，我又是参加慈善活动又是参加颁奖典礼，肯定会有不少媒体说我是在炒作自己。可能，这本书刚一问世，就会有新闻说"翁虹产后出书大赚奶粉钱"了。但我觉得大众的眼睛都是雪亮的，大家都明白，不管是参加什么活动，还是出书也好，对艺人来说，都只是平常工作的一部分，只是刚好是在孕期中进行而已，没有什么大惊小怪的。

母亲是孩子的榜样，我相信，我的一言一行都会影响到肚子里面的宝宝，所以，在工作上比平时更多了份认真与努力，希望孩子也能成为一个脚踏实地的人。没想到，肚子里的宝宝成了我的小小监督员！

女人的洗礼，男人的重生

女人和男人除了在逻辑思维上、体能上的不同，最大的区别还是上帝赋予的孕育能力。孕育下一代是女人的天职，整个过程对每一个女人来说都是来自身、心、灵三个方面的洗礼。有些没有孩子的人可能会说，生个孩子怎么就忽然变得伟大了呢？是呀，大虹也是怀孕以后才发现，原来，在生活中的种种困难与痛苦中，唯有怀孕和生产时的痛苦，是女人带着幸福的喜悦甘心情愿去承受的。人的本性是避苦得乐，而妈妈的伟

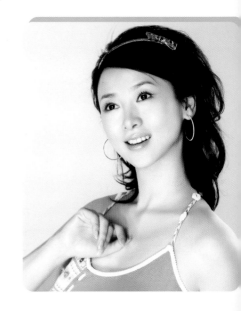

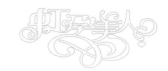

大，也就在于她为了另一个生命的诞生，超越了自己的局限。

怀孕后，先生对我格外地呵护，也让我小小地享受了一把做孕妇的权利。其实，有些时候，男人敬重自己身边的女性，也就是尊重自己的母亲，因为这些女人或者曾经、或者将要、或者已经是一位妈妈了。20世纪的妈妈已经和我们固有妈妈的形象有了天壤之别，家庭事业一把抓，反而更增添几分女人味。在这个节奏越来越快的世界，知性、果敢、独立固然重要，但女人天性中的优雅、温婉、单纯更需要我们去发扬。因为这既是女性的品质，也是母性的品质。

和那些年轻的准妈妈们不同，作为大龄产妇的大虹，怀孕期间，会产生很多的顾虑，包括孩子的教育问题也深入地思考和研究了一下。在大虹看来，"妈妈的责任是孕育，爸爸的责任是教育"。孕育生命，养育孩子是女性的天职，而后天对孩子的教育则是父亲要担负起的责任。让父亲来主导孩子的教育，一方面，可以减少老人家和妈妈对孩子的宠爱变成溺爱，另一方面，也可以树立孩子一致的人生态度，防止因为教育观点不合而产生的争吵。孩子出生前，孕妇家里的小皇后，全家人呵护的对象；孩子出生以后，就要端正态度，站到老公的身后，成为他坚实的后盾和支持者。这样，不仅能树立父亲有威严的形象，还能让孩子耳濡目染父母亲密无间的和谐默契。

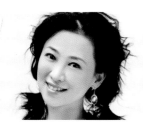

BOX：

大虹语录：
"节省你的健康，节省你的美丽。"

身体和样貌虽然都是父母给的，但也不能任意透支先天的资本。女人要学会宝贝自己，从身体健康、精神面貌到情绪心态，一样也不能少。孕期的准妈妈容易疲劳，就要适度休息，运动不多也不少，饮食健康适度，关注自己的身体和心理变化，千万不要让自己陷入无谓的负面联想，有意识地接近美好，才能给身体充电、给心情充电、给美丽充电！

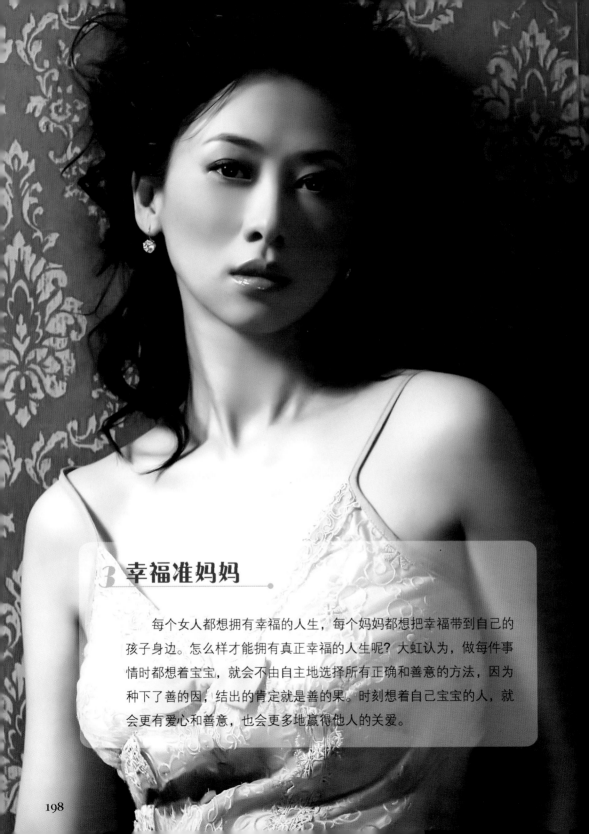

3 幸福准妈妈

　　每个女人都想拥有幸福的人生，每个妈妈都想把幸福带到自己的孩子身边。怎么样才能拥有真正幸福的人生呢？大虹认为，做每件事情时都想着宝宝，就会不由自主地选择所有正确和善意的方法，因为种下了善的因，结出的肯定就是善的果。时刻想着自己宝宝的人，就会更有爱心和善意，也会更多地赢得他人的关爱。

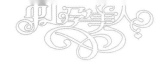

幸福，是慈爱的心怀

一路走来，我深刻地体会到"将心比心"的意义。当我将为人母，更加感受到这份人与人之间的深情厚意，我非常开心能够有机会在孕期参加了几次慈善活动，我把它作为自己的慈善胎教，让宝宝和我一起，提前感受爱的力量与温暖。

我从参加"亚洲小姐"入行以来，就开始接触慈善事业，远赴国外义演筹款，也为"希望工程"献过爱心。那时候我资助过新疆的孩子，由于孩子们不知道捐款人的性别，给我写信，经常是"翁虹叔叔，翁虹爷爷，翁虹阿姨"不同的称呼。我想，小朋友把我当成"叔叔、爷爷、阿姨"，一定都是他们身边最亲的人，他们能把我的这份心意当成一种亲情，对于我来说真的是一种莫大的欣慰与幸福。

我相信中国人的古训"为善不予人知"，像雷锋那样，做好事不留名不留姓。但是，最近我越来越觉得，一个人的力量毕竟有限，想让更多的人参与到慈善行动中来，就需要公众人物的社会影响力和凝集力。我们就像是宣传员一样，运用自己的知名度和公信力，去传递这些慈善信息，把需要帮助的弱势团体宣传出去，让社会各阶层都知道他们的困难，团结更多的朋友去帮助他们。

有些网友会觉得明星做慈善是炒作。其实，将心比心想一想，要真正做慈善，一定是个长期的过程，需要用心和人力物力，自己的商业活动需要为慈善活动让路，不是去赚钱，而是付出；不是去享乐，而是去关爱。如此这般，还要被冠上"炒作"的名义，真的是娱乐界的悲哀，也是艺人们的无奈。但是，我很欣慰地看到，我身边的朋友们和我一样，不管别人怎么说，只要一开始加入慈善行列，就非常热心地贯彻下来，积极配合。因此，我现在要把这句老话改一改："为善应与人知"。

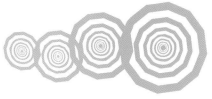

幸福，是给予的快乐

作为母亲，我很怜爱那些不幸的孩子，因为现在自己有了宝宝，就能更多地理解别的父母的心情和那些孩子的不幸。作为"青艾工程"的"爱心妈妈"，想为这些孩子们说句话：与艾滋病患者握手，拥抱，吃饭，甚至亲吻都是不会传染的。艾滋病只通过血液、性接触和母婴传染。因此，不要用歧视的眼光去对待艾滋病患者。

尤其他们还是孩子，更应该给他们一个尽量公平健康的成长环境。他们和同龄的小朋友一样，有着天真无邪的笑脸，但是他们的父母却因为艾滋病而离开了他们。就在我们大喊"茄子"露出笑容的时候，前排的那张椅子上，还躺着一个小男孩，他从母亲体内就已经感染了艾滋病毒，此时正在发烧，他是多么无辜，无法选择自己的生命。面对他们，我觉得自己的力量好微弱，觉得自己做得远远不够。我当时突然感到自己腹中的宝宝正在颤动。我想，这应该是生命的感应吧。这也是我的胎教，让宝宝在肚子里就感受爱心的力量。感谢"青艾工程"让我深刻体会这种生命的意义与责任。

在那天的慈善拍卖会现场，主办方播放了有关艾滋村的纪录片。我看着那些发育不良的孩子和卧床不起的老人，无法控制地一次次落泪，先生一直在身旁紧握着我的手。再看身后的人群，那些真挚的眼睛，流露出无限感动和关爱。当天的拍卖进行得非常激烈，好多企业都纷纷竞争。我除了捐献自己的礼物，还客串了拍卖师，拍卖著名书法家沈鹏先生的作品，成为当天价值最高的拍品之一。

在那天的慈善拍卖会上，我还把自己当年参加"亚洲小姐"获得冠军时佩戴的黄金钻石胸针捐给了"青艾工程"。希望社会各界人士都来帮助这些无辜的生命。这些年来，也参加了各种不同的慈善拍卖会，我都没有舍得捐掉它，但是那天我还是将它拿了出来，就是为了能够抛砖引玉；

当年我戴着它，获得亚姐冠军，从而进入演艺圈，当时有种使命感，就是传播美丽、传播香港文化。今天，我希望它能够把这种使命感传承下去，那就是，传播健康的态度和生命的意义。

当我把这件跟随我多年的珍品交到"青艾工程"形象大使、央视主持人白岩松先生的手中时，我感到一种使命的传递正在血液中流淌。施比受幸福。我相信，会有更多的人参与到我们当中来，这个社会一定会和谐许多。

我把这些记录下来，希望更多的人能够看到、能够了解，能够尽自己的心力去帮助更多的人。 在未来的日子里，我想帮助他们将会成为我事业的一部分。

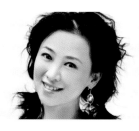

BOX：

大虹推荐的慈善网站

- 中国扶贫基金会"母婴平安120行动"：1个家庭，2条生命，生育0风险
  http://www.fupin.org.cn/
- 中国青少年艾滋病防治教育工程
  http://www.apepcy.org/

幸福，是健康的态度

怀孕期间从朋友那里得知，我最喜欢的一家咖喱餐厅在北京开了第一家分店，简直开心到跳起来（当然，肚子里有宝宝，我也只能表达一下兴奋，不能向以前那样手舞足蹈了）。朋友问我："你这么开心啊？不就吃个咖喱嘛。"我一本正经地说："当然了，有时候，幸福对于我来说，就是辛苦一天之后，能够吃一顿咖喱这么简单。"

曾经，我很想写一篇博客，题目我都想好了，就叫"幸福就是一碗馄饨的温暖"。那时候我正冒着严寒在横店拍戏，每天都穿着单衣冻得手脚冰凉。当我能够在拍戏空隙，吃上一碗热气腾腾的馄饨，我觉得天底下再也没有比那更幸福的事情了。

有时候，我坐在家里花园的草地上，听着音乐，看着书，不禁会思考一些问题：幸福究竟是什么？是名车、豪宅？是众星捧月？是金银财宝还是腰缠万贯？对我来说，似乎都不是。我从来没有像某些媒体渲染的那样"嫁入豪门，过阔太太的奢华生活"。前夫也并不是媒体所讲的赌场老板，他只是高级行政人员。金钱，并不是我衡量一个男人的唯一标准，品格和能力才是我看中的。这些是要建立在平等、尊重的基础上的。当我遇到现在的先生之后，让我更加坚定一种健康端正的价值观。

怀孕期间，我和先生一起出席了时尚集团举行的"乐活（LOHAS）"主题派对。"乐活精神"是提倡一种返璞归真、健康自然的生活方式，呼吁人们重视环保、节省能源，不一味追求奢侈，珍惜身边简单的小幸福。这，也是我们一直以来崇尚的生活追求。

那么我的幸福呢？周末和先生一起手拉手逛街，不一定逛什么名品大牌店，shopping的乐趣并不在花多少钱，而是你享受了购买过程的乐趣，当然最好身边有爱人陪你一起挑挑拣拣。我和他曾经在上海的一条种满梧桐树的小路上，发现了好几家精品小店，发现了好多美味小吃，那种两小无猜的幸福，比买个名牌包包有意义多了。对于先生来说，与其让他去逛名牌店，还不如在自己的后花园拔拔草，或者约朋友打场篮球更有意义。

幸福，是珍惜眼前

在累了一天之后，泡个热水澡；在手脚冰凉的时候，吃一碗热馄饨；在口干舌燥时，喝一杯柠檬水；当买了一支甜筒之后，和心爱的人一起分享；在我们有空的时候，和他一起去露天健身房里，一边跑步一边晒太阳；等宝宝长大还可以一起在门前的草地上种下玫瑰花，让花朵和宝宝的笑脸一起绽放……

这些都是我的幸福。可能对于有大志向的人来说，我的幸福都是小女人的幸福，但在我看来，金钱、名利、权力和荣耀，只可能是身外之物，过眼烟云，哪里比得上身边实实在在的幸福来得真实而永恒呢？我从选美踏入演艺圈，也庆幸能从事这样一份金钱与兴趣并存的工作。当然，我在理财方面也交了不少学费，并有过几次投资和从商经历。

通过这些年的理财经验也悟出了一些道理：物质追求的极致也就是心灵空虚，只有追求精神上的满足，才是踏实的财富。我先生有着和我一样的生活态度，甚至比我更甚之。虽然，他家中有自己家族的产业，但他希望依靠自己的能力和兴趣奋斗，而选择了自己热爱的健康事业，在自己的专业领域里开拓一片天地。我和他的人生价值观不谋而合。也是在他的影响下，我把更多可以奉献的东西转向慈善和公益。施比受幸福，在帮助别人的同时自己也能得到快乐，那种幸福也是自身价值的体现。

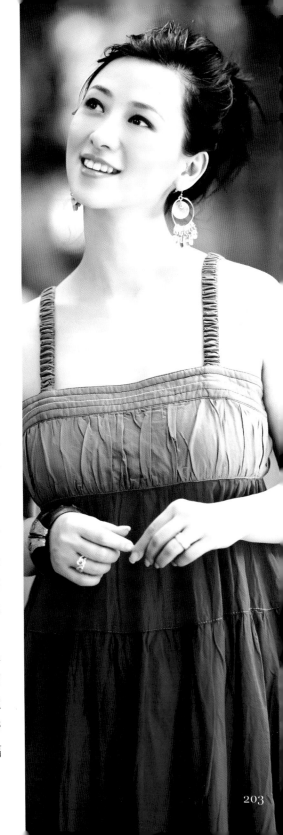

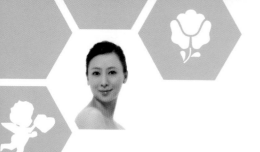

幸福，是童心未泯

想到将要出世的宝宝，就让我不由得想要赶紧撤退天真烂漫的童年。单纯的年少时代永远不会再来，我们都会长大，我们不能抗拒，成人世界的游戏规则早晚会被我们由不屑一顾到驾轻就熟的，有一颗童心也许是我们最后的底线。我也希望宝宝以后会一直抱有一份童心单纯地看待世界，做一个善良正直的人。

对于小孩子，大虹是一点抵抗力都没有，我喜欢和孩子们一起玩游戏，这个时候感觉和他们没有一丝的距离。常常在和小孩子们玩得忘乎所以时，莫名其妙地就答应了小朋友提出的各种要求（对于帮助孩子们的慈善活动，大虹也都是尽己所能地去参加及帮助）。所以经常被好朋友取笑，说我怎么像个小孩子似的。没关系啦，每个年龄阶段都该有他们的特权，对于孩子来说，无条件的满足就是他们的特权，对于我来说尽享孩子们带给我的欢乐就是我的特权。

我们的童心不应该随着年纪的增长而消失，多几分童趣生活也会增加几分乐趣。女孩子见到可爱的毛绒玩具都会有莫名的亲切感，不要认为自己长大了这些可爱东东就不属于你了。该有的童心我们还是要有的，偶尔买一些可爱图案的日用品，也让自己展现一下童真，我想，这也是女人应有的可爱特质。

小孩子最可爱之处正是因为他们的天真、单纯。我认为女人一生都不要失去童心，要保留一份天真，哪怕是政治家，哪怕是七老八十，只要童心不泯，女人永远可爱。

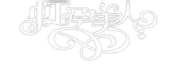

幸福，是爱人相伴

　　所有不开心的往事，随着孩子的到来，早就消失不见了。孩子的爸爸一有时间就会为我调配好营养单。由于职业的关系，他非常清楚健康饮食对于孕妇的意义，在他悉心和专业的照料下，我更可以专心地享受写作乐趣，偷懒享受身为女人最美丽，也是最理所应当的长假。

　　怀孕以来，我自己也觉得好神奇——我没有传说中孕妇那么痛苦的孕期反应。没有呕吐，也没有浮肿。每次与大家见面，记者们都惊讶我还走得那么快，体力这么好。我这个super mummy当然要感谢我先生的专业指导和细心照顾。其实，现在很多人对孕期坚持工作有些误区，并不是一怀孕就要上床躺着，要真是那样，我还没生出猪宝宝，自己就先变猪妈妈了。

　　先生常说，女人在怀孕期间是最需要呵护的时候，作为男人，他完全担负起家中的一切大小事务。即便是我的工作，他也会帮我分担，并尽可能地陪在我身边。只要是对宝宝好，我又喜欢的事情他都在所不辞地付出，真的非常感谢他为我做的一切，让我很有安全感。我相信，每一个男人都有这种好老公的潜力，只是需要一些鼓励和赞许，他们就会愿意付出更多。

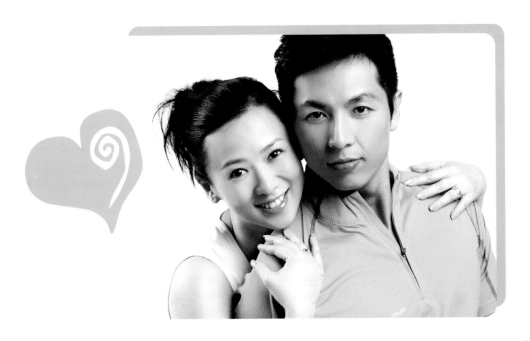

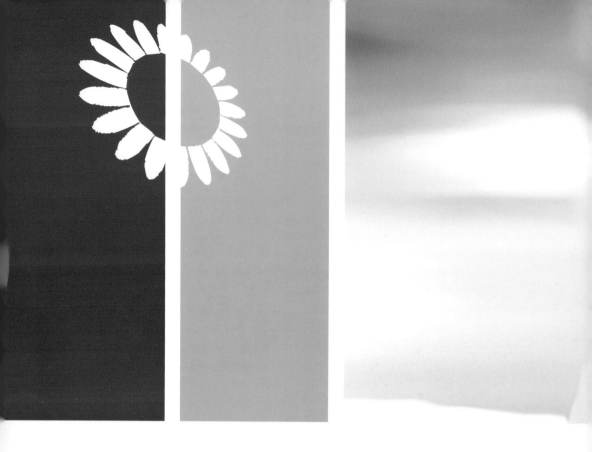

幸福，是对祖国的依恋

　　我是中国香港人，先生是拥有美国国籍的中国台湾人，我们之所以选择让宝宝出生在北京，因为2008年，首都北京将举办奥运会，我生个金猪宝宝迎奥运，多么有意义啊！

　　做妈妈之后身上担的是孩子的责任，是家庭的责任。我觉得这个小生命给予我的东西实在太多，或许这就是从女孩到女人过渡的最大改变——心智的成熟，头脑的缜密。一个人的时候，可以潇洒走一回。现在，要上什么节目，出什么活动，首先想到是否对孩子有利。做妈妈，是女人从身到心，真正成熟的开始。

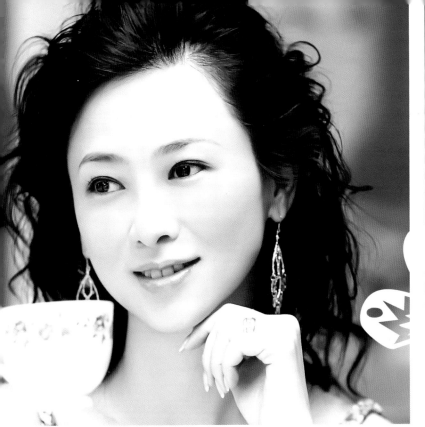
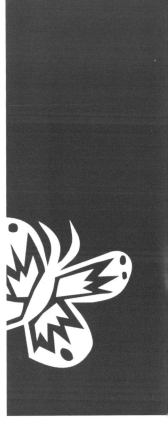

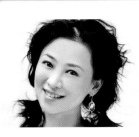

BOX：

大虹语录："宝贝因我们而美丽，
而我们的美丽来自于宝贝。"

　　宝贝的身心健康，是靠我们的呵护完成的，本书中从各个方面讲述了我和先生为宝贝所做的一切，希望能对每个女性朋友及她的家人和家庭都有所帮助。大虹更想告诉朋友们的是，虽然我们为宝贝做了很多，但这些行为的动力和勇气却全部来自于这个新的生命，生命的力量是伟大的，正是有了宝贝，我和先生才重新体验了成长、重新了解了人生，而这一切收获，让我们拥有了真正的美丽！

虹孕美人